Explorative Sandspiel

Tanja Lenz, Ingrid Fleck

Exploratives Sandspiel

Wege zur Resilienz

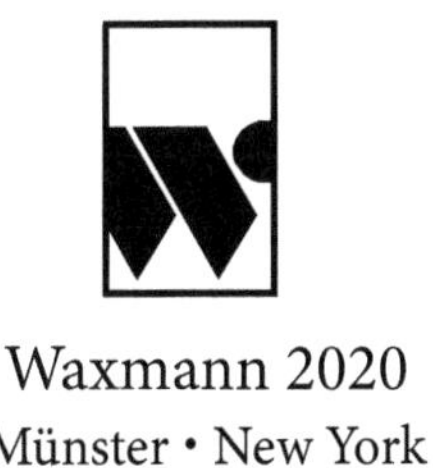

Waxmann 2020
Münster • New York

Bibliografische Informationen der Deutschen Nationalbibliothek
Die Deutsche Nationalbibliothek verzeichnet diese Publikation in der Deutschen Nationalbibliografie; detaillierte bibliografische Daten sind im Internet über http://dnb.dnb.de abrufbar.

Print-ISBN 978-3-8309-4157-6
E-Book-ISBN 978-3-8309-9157-1

Steinfurter Straße 555, 48159 Münster

www.waxmann.com
info@waxmann.com

Umschlaggestaltung: Anne Breitenbach, Münster
Umschlagfoto und Abbildungen 1–18: FINKREATIV, Graz
Satz: Stoddart Satz- und Layoutservice, Münster
Druck: Elanders GmbH, Waiblingen

Gedruckt auf alterungsbeständigem Papier,
säurefrei gemäß ISO 9706

Printed in Germany

Inhalt

PRAKTISCHES REFLEKTIEREN

Vorwort

Psychotherapie hat in den letzten Jahrzehnten zunehmend an Bedeutung gewonnen. Sie wird immer häufiger nachgefragt und empfohlen. Damit einher geht ihre wachsende Akzeptanz in der Öffentlichkeit, die Anerkennung durch Krankenkassen, die Professionalisierung des Berufsstandes sowie ihre wissenschaftliche Absicherung. Die Ursachen für den erhöhten Bedarf an Psychotherapien lassen sich rasch nennen: Psychische Belastungen nehmen in modernen Gesellschaften zu, psychische Krankheitsbilder treten aufgrund moderner Lebensstile vermehrt auf, psychotherapeutische Hilfe anzunehmen stellt keinen Makel mehr dar.

Unterschiedliche psychotherapeutische Fachrichtungen – in Österreich sind derzeit dreiundzwanzig gesetzlich anerkannt – wollen psychische Heilungsprozesse mit differenzierten Methoden unterstützen. Eine zunehmend an Aufmerksamkeit gewinnende Methode ist das Sandspiel, das bereits in verschiedenen psychotherapeutischen Richtungen Anklang findet. Sandspiel kommt zum Einsatz, um psychische Entwicklungsprozesse positiv zu begleiten und um Leiden zu lindern. Im Rahmen des therapeutischen Settings hilft Sandspiel den Klient*innen, ihre Widerstandskraft – ihre Resilienz – zu stärken und auszubauen.

Dieses Buch will Einblick in die Rolle des Sandspiels in der Psychotherapie geben. Es basiert auf theoretischen Überlegungen, die sich an Carl Gustav Jung sowie an aktuellen wissenschaftlichen Forschungsergebnissen orientieren, und auf Fallvignetten von traumatisierten Erwachsenen. Außerdem werden Zusammenhänge zwischen Darstellungen in den Fallbeispielen, den psychotherapeutischen Interaktionen, dem Gestalten von Sandbildern und erkennbaren Heilungsschritten hergestellt. Letztere finden ihren Ausdruck in der psychischen Entwicklung der Klient*innen, die ihre ganz individuelle Eigenzeit braucht. In diesem Buch soll sichtbar werden, wie sich Wege zu Selbstfindung und Resilienz in Sandbildgestaltungen erwachsener Klient*innen abzeichnen.

Nicht zuletzt möchte das Buch zur wissenschaftlich fundierten Qualitätssicherung in der Psychotherapie beitragen und ihre Wirkungen beschreiben. Es will motivieren, über den Einsatz der Methode Sandspiel zu diskutieren, Erfahrungen darüber auszutauschen und diese in theoretischer und praktischer Hinsicht zu reflektieren.

Das Buch richtet sich an Psychotherapeut*innen der Jung'schen Fachrichtung, aber natürlich auch an Vertreter*innen anderer therapeutischer Schulen. Insbesondere für Therapeut*innen in Ausbildung soll durch den einführenden Charakter des Buches Verständnis für diese psychotherapeutische explorative Methode gefördert werden.

Es wendet sich an Menschen in sozialen Berufen und speziell an solche, die in Institutionen und psychiatrischen Einrichtungen mit traumatisierten Menschen tätig sind, sowie an all jene, die an der kreativen Methode des Sandspiels Interesse haben.

Die Kapitel 2 bis 5 sowie 11 wurden von Tanja Lenz, die Kapitel 6 bis 10 von Ingrid Fleck verfasst. Einleitung (Kapitel 1) und Schluss (Kapitel 12) verantworten beide Autorinnen gemeinsam.

Für das Zustandekommen des Buches ist zu danken:

- den Klient*innen für das Freigeben ihrer Geschichten: Diese sind – einschließlich der Namen – anonymisiert und so dargestellt, dass keine Rückschlüsse auf Personen gezogen werden können;
- vielen Kolleginnen und Kollegen für direkte und indirekte Anregungen, das Thema zu erörtern und es schließlich zu Papier zu bringen;
- den Menschen in unserem persönlichen Umfeld für Verständnis und Hilfe jeder Art.

Ingrid Fleck, Tanja Lenz — Graz, im Frühjahr 2020

THEORETISCHES ERFAHREN

1. Sandbilder – zur Einleitung

Werde, wer du bist!

„Meine schwierigen Erfahrungen in meiner Kindheit haben mich zu der gemacht, die ich heute bin. Ich bin durch meine Angst hindurchmarschiert und über mich hinausgewachsen. Heute richte ich meinen Blick auf das Gelingende in meinem Leben“, erklärt eine dreißigjährige Klientin gegen Ende ihrer Therapie.

Betrachten Sie bitte das Cover dieses Buches. Auf dem Bild liegen der Elfe Steine und Perlen zu Füßen – sie entscheidet sich für die Perlen, für ihre neu gewonnene Zuversicht und Lebensfreude. Der Ritter schwingt sein Schwert. Er soll Stärke und Durchsetzungskraft symbolisieren, die die Klientin gewonnen hat.

Menschen haben oft keinen oder nur wenig Einfluss auf das, was ihnen in ihrer Kindheit widerfährt. Aber sie haben die Wahl, wie sie sich dem Erlebten – einem unausweichlichen Schicksalsschlag oder Leidensweg – gegenüber verhalten. Auch wie sie über ihre negativ oder positiv erfahrenen Kindheits- und Jugendjahre im Nachhinein denken, wie sie sich neu positionieren und zu Gestalter*innen ihrer Welt werden, steht mehr oder weniger offen. Hier ergibt sich eine Brücke zur Resilienz: nicht beim *„Warum“* des Vergangenen stehen zu bleiben, sondern sich dem *„Wozu“* der Gegenwart und dem Künftigen zu widmen.

Die aktuelle Resilienzforschung spricht von *„posttraumatischem Wachstum“*. Gemeint ist damit, aus schwierigen Lebensumständen gestärkt hervorzugehen und Ressourcen Raum zu geben, um sich zu entfalten.

In analoger Weise empfahl schon Carl Gustav Jung (1875–1961), Begründer der Analytischen Psychologie, als Lebensziel schließlich der Mensch zu werden, der man eigentlich ist: *„Nur das, was einer wirklich ist, hat heilende Kraft.“* (Jung 1995, GW. Bd. 7, § 258, S. 176).

Diese psychische Entwicklung bezeichnete Jung als *Individuation*. Individuation entspricht einem seelischen Entfaltungsprozess, der ein Leben lang dauert. Es geht dabei nicht um Vollkommenheit, sondern um das Erschließen des jeweiligen individuellen Potentials.

Sandbildgestaltung – ein explorativer Weg

Woher nehmen manche Menschen die innere Stärke, traumatische Lebensphasen und -situationen zu überwinden und sogar daran zu wachsen? Warum gehen manche aufrecht und kraftvoll aus einem Schicksalsschlag hervor, während andere in psychische Notlagen geraten und daran verzweifeln?

Solche Fragen stellen sich in diesem Buch. Deshalb werden Erfahrungen und Sandbildgestaltungen von Menschen beschrieben, die aus traumatischen Lebenserfahrungen Widerstandskraft gewonnen haben. Es soll gezeigt werden, wie Psychotherapie angesichts von Krisen Heilungswege initiieren kann und wie sich diese in therapeutischen Sandbildgestaltungen ausdrücken.

Die unter dem Begriff Sandspiel bekannte Methode erfreut sich aber nicht nur in therapeutischen Fachkreisen weltweit großer Beliebtheit. Sie gewinnt im pädagogischen und sozialen Bereich zunehmend an Aufmerksamkeit, da bei allen Altersgruppen durch diese kreative Methode Erlebnisse und Erfahrungen nonverbal zum Ausdruck gebracht, innere Spannungen abgebaut und schöpferisches Potential angeregt werden können.

In der wissenschaftlichen Erforschung des Sandspiels lassen sich bereits einige Erkenntnisse empirisch gut nachweisen. Christian Roesler (vgl. 2019, S. 10), Jung'scher Psychotherapeut und Professor für Klinische Psychologie an der Katholischen Hochschule Freiburg, hebt in einer Metastudie vor allem folgende Vorteile der Sandspieltherapie gegenüber anderen Therapieformen hervor:

- ❖ Sandspiel bietet einen niederschwelligen Zugang zur Psychotherapie,
- ❖ es nutzt die nonverbalen Ausdrucksformen von Klient*innen, was besonders bei traumatisierten Menschen mit sozialen Ängsten oder anderer Muttersprache (z.B. Flüchtlingen) von Vorteil sein kann, und
- ❖ es minimiert durch seinen indirekten Zugang das Risiko einer *Re-Traumatisierung*.

Sandspiel ist ein exploratives Gestalten. Explorativ – erkundend, sowohl auf Seiten der Klient*innen, die ihre Selbstheilungskräfte aktivieren und betonen, als auch die Haltung der Therapeut*innen betreffend. Diese beachten und unterstützen die Prozesse, wie Klient*innen ihre Resilienz ausbauen und stärken.

Ziel und therapeutisches Selbstverständnis

Das vorliegende Buch führt in die psychotherapeutische Begleitung von erwachsenen Menschen mit traumatischen Erfahrungen ein. Die zugrundeliegende therapeutische Richtung ist die Analytische Psychologie nach C. G. Jung. Beide Autorinnen sind nach dieser Methode ausgebildet und setzen Sandspiel als zusätzliches Element ein. Sie haben langjährige Praxis als Lehrtherapeutinnen und sind als Psychotherapeutinnen mit Menschen aller Altersgruppen tätig.

In den Ausführungen des Buches spiegeln sich folgende Arbeitshaltungen und Überzeugungen des therapeutischen Berufs:

- das Vertrauen, dass positive menschliche Entwicklung ein Leben lang möglich ist und durch Therapie sowie durch den Einsatz von explorativem Sandspiel gefördert werden kann;
- die Überzeugung, dass Menschen über ein gewisses Potential an Resilienz verfügen, aus dem sie positive Kraft und Energie schöpfen können, um ihr Leben eigenständig und im sozialen Miteinander zu gestalten;
- die Priorität des Zuhörens, das die Klient*innen nicht beurteilt, sondern sie aktiv annimmt und akzeptiert.

Die Autorinnen wollen mit dem Buch:

- Interesse und Verständnis dafür wecken, wie sich Resilienz im therapeutischen Setting mit Hilfe der Sandbildgestaltungen entwickeln kann;
- im Zusammenwirken mit Fachkolleg*innen und Mitarbeiter*innen in kooperierenden Institutionen dazu beitragen, menschliches Leiden zu verringern.

Das Buch umfasst theoretische Überlegungen und wissenschaftliche Erkenntnisse. Es bietet Einblicke in therapeutische Settings und therapeutisches Handeln. Außerdem berichtet es über die psychische Befindlichkeit von Klient*innen und deren allfällige Entwicklung von Resilienz.

Letztlich beruht das Buch auf unseren Erfahrungen und Einsichten als Therapeutinnen. Unser erworbenes Wissen und die entstandenen Fragen möchten wir mit Leserinnen und Lesern teilen.

Aufbau des Buches

Nach dem einleitenden ersten Kapitel, mit dem der theoretische Teil beginnt und in dem das therapeutische Selbstverständnis der Autorinnen vorgestellt wird, bedarf es zunächst begrifflicher Klärungen. Diese erfolgen im zweiten Kapitel, in dem verschiedene Formen des Sandspiels einschließlich der *explorativen Sandbildgestaltung* erklärt werden.

Frühe zwischenmenschliche Erfahrungen zu Beginn des Lebens und der Einfluss von *Bindung* zwischen Hauptbezugspersonen und Kind auf die seelische Entwicklung sind Themen des dritten Kapitels. Erörtert wird, dass frühe Bindungsstörungen, die mit weiteren Traumatisierungen einhergehen, zu Veränderungen im epigenetischen – umweltbedingten – Prozess führen können.

Das vierte Kapitel beschäftigt sich mit den Folgen von *Traumatisierung*. Besonderes Augenmerk liegt auf der Erlebenswelt traumatisierter Menschen. Ein erstes Sandbild zeigt die Situation einer traumatisierten Klientin nach einer lebensbedrohlichen Verletzung.

Resilienz ist Thema des fünften Kapitels. Es geht der Frage nach, wie es traumatisierten Menschen gelingen kann, psychische Stabilität und seelische Widerstandskraft zu entwickeln sowie eine positive Sicht in die Zukunft zu gewinnen.

Im sechsten Kapitel werden einige *Grundlagen der Psychotherapie*, basierend auf der Analytischen Psychologie nach C. G. Jung, dargestellt. Die Bedeutung eines geschützten Raumes für das Entstehen von innerer Sicherheit im therapeutischen Bezugsfeld wird hervorgehoben.

Kapitel sieben erläutert theoretische Aspekte der Analytischen Psychologie und erklärt das Konzept der transzendenten Funktion. In diesem Zusammenhang werden der Prozess der *Individuation*, das Potential des Unbewussten sowie die Möglichkeiten, Resilienz zu fördern, besprochen.

Die Rolle der Jung'schen Analytikerin *Dora M. Kalff* als Begründerin des Sandspiels wird in Kapitel acht gewürdigt. Zusammenhänge zwischen Sandspiel, Landschaft als Kulisse und existentieller Verbundenheit innerhalb von Raum und Zeit werden hergestellt.

Anhand des Erlebnisberichtes einer Klientin wird die Einbettung des *Sandspiels als kreatives Medium* innerhalb des Analyseprozesses in den Kapiteln neun und zehn so dargestellt, dass die Arbeitsphasen von der *Induktion* und *Bauphase* bis zum *Deuten* des Sandbildes von den Leser*innen mitvollzogen werden können.

Kapitel elf beinhaltet sechs *Fallberichte* erwachsener Klientinnen. Diese Beispiele sollen veranschaulichen, wie sich in therapeutischen Prozessen und mit Hilfe von Sandspielgestaltungen individuelle Entwicklungen von Resilienz sowie *Verringerung von psychischem Leidensdruck* abzeichnen.

Die ausgewählten Fallvignetten sind in sich abgeschlossene Darstellungen von Therapieverläufen und Sandbildgestaltungen dieser Klientinnen. Warum es sich durchwegs um Frauen handelt, wird erörtert. Die Fallbeispiele verdeutlichen exemplarisch, wie es den Klientinnen im Erwachsenenalter gelungen ist – trotz zum Teil schwieriger, zum Teil auch lebensbedrohlicher Erfahrungen – Kraft zu schöpfen, Humor zu finden und vertrauensvoll ihren Lebensweg weiterzugehen. Auch psychisch belastete Menschen können Auswege finden, wenn sich, bildlich gesprochen, eine Tür zu öffnen beginnt. Am Ende jedes Fallbeispiels wird Bezug zur individuellen Entwicklung von *Resilienz* bei den Klientinnen hergestellt.

Im abschließenden Kapitel zwölf fassen die Autorinnen ihre persönlichen Einsichten zusammen, wie *seelische Stabilität* und Resilienz mit Hilfe von Psychotherapie und explorativem Sandspiel unterstützt werden können.

2. Exploratives Gestalten von Sandbildern

Wann kommt das therapeutische Sandspiel zum Einsatz?

Im therapeutischen Sandspiel bringen Klient*innen ihren momentanen psychischen Zustand und die ihn bedingenden Ursachen zum Ausdruck. Speziell da, wo die direkte Sprache aufgrund von Traumatisierungen versagt, hilft das Sandspiel. Es bietet die Möglichkeit, nonverbal zu kommunizieren und das individuelle Leiden und die innere Welt neu zu strukturieren.

Erfahrungen im Rahmen bisheriger therapeutischer Tätigkeit gehen in folgende Richtung: Sandspiel ist nicht nur für Kinder, sondern im Besonderen für Erwachsene mit Irritationen in ihrer frühen Entwicklung geeignet. Es vermag in tief liegende Schichten der Kindheit zurückzuführen. Auf nonverbale, spielerisch-schöpferische Weise ermöglicht es einen Zugang zur Imagination und zum Unbewussten. Ein unbewusstes Problem kann ins Bewusstsein treten, da innere Prozesse nach außen transportiert und sichtbar gemacht werden. C. G. Jung (GW. Bd. 8, 1995, §180, S. 103) schreibt in seinem 1960 erschienen Aufsatz, „*Die transzendente Funktion*", in diesem Sinn: „*Oft wissen die Hände das Geheimnis zu enträtseln, an dem der Verstand sich vergebens mühte.*"

Das Gestalten im Sand geschieht mit Hilfe bereitgestellter Figuren in einem dafür angefertigten Sandkasten – seine Maße 57 x 72 x 7 cm entsprechen dem menschlichen Blickfeld. Die Figuren, die unter anderem Tiere, Menschen, Bauwerke, Fantasiegestalten darstellen, bestehen aus unterschiedlichen Formen und Materialien (vgl. Paß 2013, S. 40 ff.).

Besonders effektiv ist diese psychotherapeutische Behandlungsmethode bei Menschen mit: Autismus, Angststörungen, Depressionen, Demenzerkrankungen sowie in der Traumatherapie bei Menschen mit posttraumatischen Belastungsstörungen. Auch in der therapeutischen Arbeit mit Migrant*innen, die schwere – oft transgenerationale – Traumatisierungen erlitten haben und unsere Sprache nur teilweise verstehen, wird es erfolgreich eingesetzt. Dies kann besonders in den letzten Jahren wegen erhöhter Fluchtbewegungen nach Europa festgestellt werden. Einen realistischen Einblick in die therapeutische Arbeit mit geflüchteten Menschen und somit in die Komplexität *interkultureller Psychotherapie* vermittelt der Jurist und Psychotherapeut Daniel Ritter (2019) in dem von ihm herausgegebenen Buch „Grenz/be/ziehungen".

Die Jung'sche Therapeutin Eva Pattis Zoja leistet bereits seit Jahren mit ihrer Arbeit in Flüchtlingslagern und Katastrophengebieten auf verschiedenen Kontinenten einen wertvollen Beitrag. Mit ihrem Therapieansatz, der unmittelbar nachfolgend noch genauer erläutert wird, zeigt sie auf, wie ihre Methode der *expressiven Sandarbeit* bei Kindern in Krisensituationen erfolgreich eingesetzt wird.

Formen des Sandspiels

Der vermehrte Einsatz von Sandspiel hat Differenzierungen mit sich gebracht. Die unterschiedliche Terminologie betont unterschiedliche Aspekte, wobei die Orientierung an der Konzeption von Dora Kalff erhalten bleibt.

Dora Kalff (1904–1990) gilt als die Begründerin des auf C. G. Jungs Gedankengut basierenden *therapeutischen Sandspiels*. Es handelt sich dabei um eine Form der Sandbildgestaltung, die noch ausführlicher (Kapitel 8) erläutert wird. Nach Dora Kalff bietet das Sandspiel eine Möglichkeit von nonverbalem symbolischem Ausdruck der *inneren Welt*. Bei Interpretationen von Sandbildern verhielt sich Dora Kalff eher zurückhaltend.

Eva Pattis Zoja entwickelte – hervorgehend aus Kalffs Sandspiel – mit der *expressiven Sandarbeit* eine kulturübergreifende, nonverbale Methode, in deren Mittelpunkt die Verarbeitung von traumatischen Erfahrungen steht. Expressive Sandarbeit findet vorwiegend in Form von Gruppenarbeit mit Kindern in Krisengebieten auf der ganzen Welt statt. Traumatisierten Kindern in seelischen Notlagen wird damit die Möglichkeit geboten in Sandkästen ihr Leiden zum Ausdruck zu bringen. Sie werden von Therapeut*innen sowie von dafür geschulten Pädagog*innen und Sozialarbeiter*innen begleitet, die als *„stille Zeug*innen"* fungieren. Für Pattis Zoja (vgl. 2012) ist es bedeutsam den Kindern die Entscheidung zu überlassen, ob sie im Anschluss an die Gestaltung von Sandbildern über diese sprechen möchten, da das Erbauen selbst bereits einen Wert in sich trägt.

Wiltrud Brächter setzt sich mit dem Sandspiel auf der Basis einer *narrativen systemischen Spieltherapie* auseinander. Ausgehend vom Konstruktivismus betont sie das erzählende Element und kommentiert die erbauten Bilder anhand narrativer Techniken. Ihren Fokus legt die Therapeutin darauf, dass Klient*innen neue Sichtweisen entwickeln und ihre Perspektiven erweitern (vgl. Brächter, 2010).

Explorative Sandbildgestaltung

Mit dem Begriff *explorativ* soll der erkundende Charakter des Sandspiels hervorgehoben werden.

Das Besondere am Sandspiel ist, die Eigenaktivität der Klient*innen für Heilungsprozesse zu fördern. Zudem sollen Klient*innen angeregt werden:

- sich selbst zu erfahren und sich in neuen Situationen zu erproben,
- in einem dialogischen und/oder selbstreflexiven Prozess das im Sand gestaltete Bild fragend zu erforschen,
- individuelle Probleme besser zu rekonstruieren und zu reflektieren,
- die eigene Lebenssituation zu erkunden und offen zu legen,
- sich selbst zu steuern,
- unterschiedliche innere und äußere Ressourcen wahrzunehmen,
- Ziele zu erkennen und zu benennen.

Es ist zu beobachten, dass es in diesem therapeutischen Setting den Klient*innen gelingt, die jeweils eigene psychische Situation in den Bildern auszudrücken. Gemeinsam mit dem/der Therapeut*in können die Klient*innen den Sinn ihrer Bilder erforschen und reflektieren.

Das explorierende Geschehen entfaltet sich im Schutz des therapeutischen Raums. Dieser wird in der Jung'schen Terminologie als „therapeutisches Gefäß" verstanden, in dem sich Entwicklung vollziehen kann (vgl. Kapitel 6).

Still, aber nicht stumm – Zeit geben

Das Gestalten des Bildes ist eine nonverbale projektive Methode. Die Funktion des/der Therapeut*in ist es, während des Erbauens – verbal zurückhaltend – begleitend dabei zu sein. In einem gemeinsamen dialogischen Prozess wird das Bild anschließend fragend und interessiert erforscht. Manche Klient*innen haben das Bedürfnis, über ihre Gestaltungen zu sprechen, andere möchten nicht darüber reden. Das ist zu respektieren.

Sandbilder haben diagnostischen und prognostischen Charakter. Das heißt, es werden sowohl die gegenwärtige Problematik als auch Heilungstendenzen der Klient*innen in den Gestaltungen sichtbar.

Menschen verfügen über ein Potential, ihr Leben positiv und sinnvoll zu bewältigen. Therapeut*innen sehen Probleme und Symptome in ihrem Zusammenwirken von Prozessen in biologischen, psychischen und sozialen Systemen. Die Handlungs- und Denkmuster der Klient*innen sind aufgrund der erkennbaren Zusammenhänge und im Hinblick auf jeweils zur Verfügung stehende Ressourcen zu beachten.

Durch den Einsatz von *Sandbildgestaltungen* werden die *Selbstheilungskräfte* der Klient*innen angeregt und wirken im Unbewussten weiter. Im Prozessverlauf kann eine Entwicklungstendenz in Sandbildserien wahrgenommen werden. Die psychotherapeutische Betrachtungsweise ist ressourcenorientiert. Gestärkte Resilienz wird sichtbar, wenn Klient*innen Vertrauen in Veränderung und Zukunftsorientierung gewinnen.

Die Gründe für ein soziales Geschehen in einer Welt der Beziehungen und Vernetzungen sind vielfältig und komplex. Sandbildgestaltungen helfen Verhaltensmuster und interaktionelle Wechselwirkungen zu erkennen. Es gibt nicht ausschließlich eine Ursache, einen Anlass, ein Motiv für psychisches Befinden, sondern es ist wichtig, Zusammenhänge zu sehen. Für Therapeut*innen geht es darum: Situationen zu beobachten, zu betrachten, zu analysieren – dann erst zu einer gemeinsamen Sprache zu finden. Dabei ist es ein wichtiges Anliegen, ausreichend Zeit zu geben und zu nehmen, um keine vorschnellen Urteile zu fällen.

Mehr als ein Spiel

Spielen liegt im Grenzbereich zwischen Wirklichkeit und Imagination, den Donald W. Winnicott (1896–1971) als *„Übergangsbereich"* bezeichnet hat. Für den renommierten Psychoanalytiker galt Spielen an sich schon als Therapie und als eine schöpferische Erfahrung in Raum und Zeit (vgl. Winnicott 2018, S. 62).

Spielen hilft Kindern sich zu entfalten, ihre Kreativität in Fluss zu bringen, Erfahrenes zu verarbeiten und ihr Leben zu bewältigen. Für Kinder mit Schwierigkeiten kann durch das Spiel auf der symbolischen Ebene das nachgeholt werden, was ihnen in ihrer Entwicklung fehlt. In der Spielwelt werden neue Verhaltensstrategien entwickelt und erprobt. So kann sich die Psyche regenerieren und Resilienz gestärkt werden.

Beim therapeutischen Sandspiel handelt es sich insofern um ein Spiel, als sich Klient*innen ihren Gestaltungen hingeben und ihre verborgene –

vielleicht schon für verloren gehaltene – Spiellust wiederentdecken. Das ruft spontane und kreative Qualitäten hervor.

Es geht aber um mehr als „*nur*" ein Spiel. Es handelt sich um ein *therapeutisches Instrument*. Dieses lässt die Hände sprechen und bringt das psychische Geschehen zu einem bildhaften Ausdruck. Die Erfahrung zeigt, dass sich das Sandspiel besonders auch für Menschen eignet, denen es schwer fällt, ihre Gefühle in Worte zu fassen. In dieser Form stellt es eine wirksame und hilfreiche Methode dar, die einen Zugang zum Unbewussten bahnt. Es eröffnen sich Möglichkeiten für nonverbalen und symbolischen Ausdruck der inneren Welt.

Über die Wirksamkeit von Sandspielprozessen

In seiner bereits erwähnten Metastudie aus dem Jahr 2019 stellt Christian Roesler eine eindeutige empirische Evidenz für die Wirksamkeit von Sandspieltherapie, deutlich über einen Placeboeffekt hinaus, fest. Roesler verweist dabei sowohl auf diagnostische als auch auf therapeutische Möglichkeiten.

In Sandbildgestaltungen lassen sich klinische von nicht klinischen Fällen unterscheiden und sogar Rückschlüsse auf Krankheitsbilder treffen. Traumatisierte Menschen gestalten beispielsweise anders im Sand als nicht traumatisierte Personen. Bezogen auf die therapeutische Anwendung von Sandspiel belegen die Ergebnisse signifikante Verbesserungen in den therapeutisch behandelten Gruppen im Gegensatz zu den Kontrollgruppen.

In den vergangenen Jahren, berichtet Roesler, ist ein Anstieg an Studien zur Wirksamkeit der Sandspieltherapie besonders in China und Korea zu verzeichnen. Unter anderem referiert er über eine Studie von Wang und Zhang aus dem Jahr 2014, die die Resilienz von Collegestudent*innen mit hohem Stresslevel testeten. Es stellte sich heraus, dass die Student*innen durch das Gestalten von Sandbildern über eine verbesserte Stressresistenz und stärkere soziale Fähigkeiten verfügten sowie eine Zunahme an Resilienz zu bemerken war (vgl. Roesler 2019, S. 10 ff.).

3. Frühe Bindungen und psychische Entwicklung

Die Bedeutung von Bindung

Die frühkindliche Bindung zählt zu den elementaren Erfahrungen in unserem Leben. Sie ist in den vergangenen Jahrzehnten in den Fokus des entwicklungspsychologischen Interesses gerückt. Bindungserfahrungen in den ersten Lebensjahren beeinflussen in bemerkenswerter Weise die spätere Gesundheit, Beziehungsfähigkeit und Stressresistenz eines Menschen. Abhängig von der Qualität der frühkindlichen zwischenmenschlichen Bindung stellt diese einen Schutz- oder einen Risikofaktor dar.

Der Eintritt ins Leben

Der Kinderarzt und Psychoanalytiker John Bowlby (1907–1990) wies als einer der ersten auf die enorme Bedeutung der frühen Bindung für die psychische Entwicklung des Menschen hin. Durch seine Beobachtungen und Untersuchungen begründete er die *Bindungstheorie.*

Die *Bindungstheorie* geht davon aus, dass der Mensch ein biologisches Grundbedürfnis nach Bindung hat. Babys zeigen von Geburt an Bindungsverhalten. Darunter versteht man jene Form des Verhaltens, die dazu führt, dass das Baby die Nähe seiner wichtigsten Bezugsperson sucht oder beibehalten möchte. Mit Bindungsverhaltensweisen – wie Weinen, Rufen, Anklammern, Nachfolgen und Protestieren – macht das kleine Kind auf sein Bedürfnis nach Schutz und Zuwendung aufmerksam. Entscheidend ist nun, dass die Bezugsperson – in den meisten Fällen handelt es sich um die Mutter – angemessen auf das Bindungsbedürfnis reagiert.

Die auf John Bowlby zurückgehenden Untersuchungen haben aufgrund weiterer Forschungen Bestätigung und zusätzliche Erkenntnisse gebracht. Bowlbys Schülerin, Mary Ainsworth (1913–1999), untersuchte 1969 mit ihrem Test der „Fremden Situation“ das jeweilige Bindungsmuster von Kindern im Alter von elf bis zwanzig Monaten. In diesem Test wurden die Kinder einer vorübergehenden Trennung von der Bezugsperson ausgesetzt.

Der dabei entstandene zunehmende Trennungsstress wurde beobachtet und vermerkt. Aufgrund der festgestellten kindlichen Verhaltensweisen ließen sich vier verschiedene Kategorien der Bindungsqualität erkennen (vgl. Suess/Pfeifer 2003, S. 113).

Mary Ainsworth klassifizierte sie im folgenden Schema:

Sichere Bindung: durch feinfühlige, angemessene Betreuung und Reaktion auf das Bindungsbedürfnis des Kindes entsteht eine sichere Bindung. Im Test von Ainsworth zeigen sicher gebundene Kinder bei der Trennung von der Mutter ein ausgeprägtes Bindungsverhalten. Es äußert sich, indem die Kinder nach der Mutter rufen, weinen oder versuchen, ihr nachzufolgen. Kehrt die Mutter zurück, reagieren die Kinder erfreut, suchen ihre Nähe und beruhigen sich rasch wieder.

Unsicher-vermeidende Bindung: Kleinkinder mit dieser Art der Bindung erleben eine Zurückweisung ihrer Bedürfnisse. Auf die Trennung von der Mutter erfolgt im Test von Ainsworth wenig Protest, es wird kaum Bindungsverhalten gezeigt. Kehrt die Mutter zurück, verhalten sich vermeidend gebundene Kinder ablehnend. Es kommt dabei zu keinem Körperkontakt. Allerdings stellte sich heraus, dass unsicher-vermeidend gebundene Kinder unter enormem Stress stehen, den sie zu kontrollieren versuchen.

Unsicher-ambivalente Bindung: Diese ergibt sich für Kleinkinder durch inkonsistenten, nicht einschätzbaren Umgang mit ihren Bedürfnissen und wegen einer Dominanz der mütterlichen Bedürfnisse. Im Test reagieren diese Kinder auf die Trennung von der Mutter mit Stress und sind nur schwer zu beruhigen. Nach ihrer Rückkehr äußern die Kinder ein Bedürfnis nach Nähe zur Mutter, einhergehend mit Ablehnung und Aggression, wie z.B. wegstoßen, sich abwenden. Man nennt diese Form der Bindung auch Angstbindung. Kinder mit diesem Muster werden mit Zuneigung überschüttet, im nächsten Moment ignoriert und haben Angst, vergessen zu werden.

Desorganisierte Bindung: Desorganisiert gebundene Kleinkinder sind traumatisiert durch Misshandlung, Missbrauch, Vernachlässigung und erleben einen ängstigenden Umgang seitens der Mutter/Eltern. Bei der Wiedervereinigung mit der Mutter nach der Trennung nähern sich diese Kinder ihr an, machen aber abrupt halt und drehen um. Es kann auch zu kurzfristiger Erstarrung kommen. Belastungen überwältigen ein Kind mit desorganisierter Bindung derart, dass es nicht weiß, woran es ist. Diese Kinder weisen in der Testsituation ähnlich erhöhte Stresswerte auf wie unsicher-vermeidend gebundene Kinder.

Der Glanz in den Augen der Mutter …

Namhafte Entwicklungspsycholog*innen und Kindertherapeut*innen wie Anna Freud, Melanie Klein, Margaret Maler und Donald W. Winnicott haben von Beginn bis Mitte des 20. Jahrhunderts mit wichtigen Erkenntnissen zu unserem heutigen Wissen und Verständnis für das heranwachsende Kind beigetragen. Nach C. G. Jung gelangt das Kind von der Sicherheit der Urbeziehung zur Sicherheit der Beziehung. Aus dieser Sicherheit heraus gelangt es zum eigenen Selbst sowie zu allen sich daraus ergebenden Möglichkeiten und Entwicklungen. Erich Neumann (1905–1960), deutsch-israelischer Psychoanalytiker, fasste diese prozessualen Vorgänge schlüssig zusammen: Mit Hilfe der Urbeziehung, eines integralen Ichs und der positiven Ich-Selbst-Beziehung ist das Kind im Stande, sich den Forderungen der Umwelt und der sozialen Beziehungen anzupassen (vgl. Neumann 1985, S. 73).

Die Beschäftigung mit den subtilen Unterschieden in der Mutter-Kind-Beziehung ist zunehmend in den Mittelpunkt des bindungstheoretischen Interesses gerückt. Dieses geht davon aus, dass eine geglückte Beziehung zwischen Mutter und Kind – beziehungsweise eine emotional stabile Verbindung zu zumindest einer nahen Person – die Basis für das Vertrauen des Kindes in die Welt und in sich selbst bildet. Das Bindungsmuster des Kindes hängt ab von der Feinfühligkeit der Mutter/der Bezugsperson, die kindlichen Signale wahrzunehmen, diese richtig zu interpretieren und angemessen auf sie zu reagieren.

Zu ähnlichen Auffassungen gelangte der britische Psychoanalytiker Wilfred Bion (1897–1979) mit seinem Konzept des *„Containment“* (engl.: to contain: aufnehmen, in Grenzen halten). Es besagt, dass eine Mutter/Hauptbezugsperson ihr Baby psychisch *„containen“*, das heißt, emotional und physisch in einer Weise reagieren müsse, dass die unkontrollierbaren Gefühle des Kindes eingedämmt und abgeschwächt werden. Die Mutter reflektiert dem Baby, dass sie seine Angst, Wut und Erregung sowie deren Ursachen versteht. Der Säugling kann nun das, was er vorher quasi auf die Mutter projiziert hat, selbst bewältigen und seine Gefühle *„re-internalisieren“* (vgl. Fonagy/Target 2006, S. 173ff.).

Auch der US-amerikanische Psychoanalytiker österreichischer Herkunft Heinz Kohut (1913–1981) erkannte in seinen Beobachtungen die Bedeutung der mütterlichen Empathie für ihr neugeborenes Kind. Er sprach vom *„Glanz im Auge der Mutter“*, wenn sie die Gefühle ihres Kindes durch Mimik und Gestik einfühlsam spiegelt (vgl. Kohut 1981). Die freundliche, zugewandte Aufmerksamkeit der Mutter, die keine eigenen Forderungen stellt, erläutert die Psychotherapeutin Ursula Wirtz (vgl. 2018, S. 222), spielt eine maßgebliche Rolle für eine positive Ich-Entwicklung.

Als Hauptbindungsperson gilt jene, die sich am meisten um das Kind kümmert. In der Regel sind die Eltern die primären Bezugspersonen, am häufigsten jedoch die Mutter. Aufgrund der Berufstätigkeit vieler Mütter oder im Falle von Alleinerzieher*innen kommen oft schon früh andere Bezugspersonen hinzu, wie: Großeltern, Beschäftigte in Kinderkrippen und andere Betreuer*innen. Es ergibt sich eine Mehrzahl hierarchisch geordneter Bindungspersonen. Ist das Kind jedoch krank oder sucht Schutz, verlangt es an erster Stelle nach seiner Hauptbindungsperson (vgl. Lengning/Lüpschen 2019, S. 35).

… und in den Augen der Eltern

Durch die Forschungen der Neurobiologie hat die Entwicklung von Kindern ein neues Forum der Beobachtung erhalten. Die Psychologin und Neurobiologin Nicole Strüber erläutert zum biologischen Hintergrund von Bindung in ihrem Buch „*Die erste Bindung*“ (2016, S. 177):

> *„Im Gehirn ist eine Reihe von Molekülen mit Prozessen der Bindung beschäftigt. Allen voran das Oxytocin. Es wird beim Stillen, beim Kuscheln, bei zärtlichen Berührungen, aber auch im nicht körperlichen-vertrauensvollen Miteinander des Kindes mit seinen Bindungspersonen im Gehirn des Kindes ausgeschüttet. Dies funktioniert besonders gut, wenn feinfühlig auf das Kind reagiert wird und die Bindung sicher ist.“*

Die Persönlichkeitsentwicklung des heranwachsenden Kindes wird in den Jahren der Hirnreifung von einer Wechselwirkung und einem komplizierten Zusammenspiel von Genen und Umwelt beeinflusst: Die Gene geben vor, welche Auswirkungen bestimmte Erfahrungen haben, während wiederum die Erfahrungen festlegen, welche Gene wirksam werden (vgl. ebd. S. 58 f.).

Die Bedeutung des Vaters als wichtige Bindungsperson ist in den vergangenen Jahren verstärkt ins Zentrum der Aufmerksamkeit gerückt. Die Forschungen haben bislang zu folgenden Einsichten geführt, wie Nicole Strüber zusammenfasst (vgl. ebd. S. 239): Frauen und Männer unterscheiden sich aufgrund ihrer Hirnchemie und der sich daraus ergebenden Verhaltensweisen. Demnach sind die Rollen beider Eltern von Anfang an unterschiedlich angelegt. Im Umgang mit dem Baby setzen Mütter andere Prioritäten als Väter.

Das weibliche Gehirn passt sich durch die Mutterschaft, durch die hormonelle Situation und durch ausgiebigen Kontakt mit dem Baby der neuen Rolle an. Deshalb werden im mütterlichen Gehirn Verbindungen emotionaler Hirnbereiche verstärkt und Oxytocin freigesetzt. Das verschärft die Wahrnehmung der Mutter für Signale des Kindes, um angemessen auf die kindlichen Bedürfnisse einzugehen.

Bei Männern wird die Freisetzung von Testosteron mit beginnender Vaterschaft gedämpft, das väterliche Verhalten richtet sich auf eine liebevolle und empathische Fürsorge ein. Während die Beziehung der Mutter zum Baby eher nach innen gerichtet ist, ist die des Vaters nach außen gerichtet. Nachweisbar ist dies in einer Aktivierung des Neokortex im Gehirn des Vaters, der für soziale Kognition und Interaktion sowie für Planen und Herausfordern zuständig ist. Väter fördern den spielerischen Umgang des Babys mit Objekten und vermitteln dem Kind eher Aktivierung.

Väter und Mütter gehen also unterschiedlich mit ihrem neugeborenen Kind um. Doch erst die aufmerksame Zuwendung beider Elternteile schafft optimale Voraussetzungen für die Entwicklung einer sicheren Bindung. Die Aussage von Heinz Kohut könnte somit, was die Mutter betrifft, aktualisiert und erweitert sowie der „Glanz in den Augen der Eltern“ betont werden.

Wie gut es den Eltern gelingt, liebevoll und feinfühlig auf ihr Kind einzugehen, urteilt die Forscherin Nicole Strüber, ist „… abhängig von ihren eigenen Genvarianten, von ihren eigenen vorgeburtlichen und frühkindlichen Erfahrungen und von der sich daraus ergebenden charakteristischen Aktivität der verschiedenen Stoffe im Gehirn“ (ebd. S. 240).

Wichtig ist es anzumerken, dass es gegenwärtig unterschiedliche, gesetzlich anerkannte gelebte Familienformen gibt. Alleinerziehende Mütter und Väter, die sich gegen eine Partnerschaft, aber für ein Kind entschieden haben, sowie gleichgeschlechtliche Eltern mit Kinderwunsch sind keine Ausnahmen mehr. Diese neuen Formen von Familien werden in der Bindungsforschung bereits stärker berücksichtigt. Auf alle Fälle wird damit das Bindungskonzept *„Kind – Mutter“*, in dem die Mutter zur einzigen und wichtigsten Bezugsperson deklariert wird, zum Thema weiterer Untersuchungen und Reflexionen.

Das interaktive Baby

Neuere Studien bestätigten Bowlbys Kernannahmen, wonach eine enge und kausale Beziehung besteht zwischen den Erfahrungen eines Babys mit seinen Hauptbezugspersonen und seiner eigenen späteren Fähigkeit, emotionale Bindungen einzugehen. Zudem hat sich die Ansicht durchgesetzt, dass Menschen *„soziale Wesen“* sind. Kleinkinder sind keine in sich geschlossenen Monaden, wie zu Beginn des vorigen Jahrhunderts häufig angenommen wurde, sondern benötigen Reaktionen ihrer Umwelt für ihre soziale Entwicklung. Sie suchen Kontakt und entfalten ihr Potential, indem ihre Gefühle durch Betreuungsprozesse zurückgespiegelt werden. Wenn das nicht der Fall ist, ziehen sie sich zurück und entwickeln ein *„Urmisstrauen“*.

Forschungen, wie beispielsweise die des Psychoanalytikers Daniel Stern (1943–2012), weisen darauf hin, dass das Baby von Geburt an – in bisher unterschätztem Ausmaß – ein individuelles, differenziertes, selbstständiges, kontaktfreudiges und zur Interaktion fähiges Wesen ist. Es ist kein im *„Dämmerzustand verweilendes Individuum“*, sondern von Geburt an kompetent darin, soziale Interaktionen einzuleiten und zu erwidern. Diesen modernen Erkenntnissen entsprachen aber auch schon C. G. Jungs Überlegungen. In einem 1925 gehaltenen Vortrag, *„Die Bedeutung des Unbewußten für die individuelle Erziehung“*, formulierte er (GW. Bd. 17, 1995, §260, S. 175): *„Die ersten Lebenseindrücke sind die stärksten und folgenreichsten, selbst wenn sie unbewußt, vielleicht gerade darum, weil sie nie bewußt und deshalb jeder Veränderung entzogen waren.“*

Erste gravierende Einflüsse finden bereits im Mutterleib statt. Der Fötus kann vorgeburtlichen Stresserfahrungen ausgesetzt sein oder davor geschützt werden. Vorgeburtliche Erfahrungen können resilient oder vulnerabel, das bedeutet widerstandsfähig oder verletzlich, machen. Durch die Geburt werden die Weichen für Bindung und soziale Kompetenzen gestellt. Das Gewährleisten einer sicheren Bindungsbeziehung kann allerdings negative Einflüsse im Mutterleib ausgleichen (vgl. Strüber 2016, S. 108). Hier wird die neue optimistische Sichtweise deutlich, dass frühe negativ wirkende Erfahrungen – in diesem Fall pränatale – durch spätere positive Einflüsse korrigiert werden können.

Das Neugeborene nimmt nicht nur wahr, *dass* es gesehen, sondern auch *wie* es angenommen wird. Kinder, die vorwiegend positive Förderung und Aufmerksamkeit in den ersten Lebensjahren erfahren, entwickeln – sofern keine Störungen anderer Art schädigend wirken – ein positives Selbstbild.

Sie tragen Anlagen in sich, um Widerstandsfähigkeit und Resilienz zu entwickeln. Diese Kinder erleben die Welt als freundlichen und sicheren Ort. Unterstützt vom Schutz und Wohlwollen ihrer Bezugspersonen ist es ihnen erlaubt, zu experimentieren und zu erkunden.

Vulnerabilität

Das Glück, behutsame Aufmerksamkeit von Mutter und Vater in den ersten Lebensmonaten und -jahren zu erfahren, wird vielen Kindern nicht zuteil. Die Realität schreibt Geschichte: Trotz umfassenden Wissens, zahlreicher Forschungen und Publikationen über die Bedeutung der liebevollen Zuwendung in der ersten Zeit des Daseins erleben nach wie vor weltweit Babys unsagbares Leid. Immer wieder lesen oder hören wir von Misshandlungen, Kindesweglegungen bis hin zu Tötungen von Neugeborenen, vom Aufwachsen unter Bedingungen des Hungers oder kriegerischer Konflikte.

Wie ergeht es nun Kindern, die die elterliche Zuwendung nicht im positiven Sinne erleben und deren Interaktionsangebote nur wenig oder keine Resonanz im Gegenüber finden? Gibt es Hoffnungen und Chancen auf einen zufriedenstellenden Entwicklungsverlauf, wenn die frühe Kindheit von negativen Bindungserfahrungen überschattet ist, wenn Kinder alleingelassen werden und dem Wohlwollen von Menschen ausgeliefert sind, die sie eben nicht „wohlwollend“ behandeln? Welche Möglichkeiten haben Kinder, ein zufriedenes Erwachsenenleben zu führen, wenn ihre Ich-Struktur aufgrund negativer Früherfahrungen brüchig ist? Wir sprechen im negativen Fall von seelischer Verwundung und Verletzung – von *Vulnerabilität.* Vulnerable Menschen laufen Gefahr, psychische Störungen zu entwickeln.

Unterschiedliche Faktoren können chronische Belastungen bei Kindern und Jugendlichen verursachen, beispielsweise der Verlust einer Bezugsperson aufgrund von Trennung, Scheidung oder Tod sowie psychische Erkrankungen der Eltern. Weitere Auslöser können Gewalt, Vernachlässigung, Verwahrlosung und Traumatisierung durch Flucht und Kriegserfahrungen sein.

Die Palette der Störungen, die Kinder entwickeln können, reicht von Beeinträchtigungen in der Entwicklung des Selbstwertes, Problemen bei der sozialen Anpassung, Misserfolgen bezüglich Leistung, negativen Erwartungen an die Zukunft bis hin zu Störungen der Persönlichkeitsentwicklung.

Forschungsergebnisse, wie die der zuvor genannten Neurobiologin Nicole Strüber, weisen jedoch darauf hin, dass frühe Auswirkungen veränderbar sind. Bindungserfahrungen beeinflussen den Menschen sehr, jedoch legen sie – wie bereits erwähnt – Verhalten nicht endgültig fest. Im Laufe des Lebens positive Beziehungen zu erfahren, ermöglicht, ein sicheres Bindungsmuster zu verinnerlichen und neu zu etablieren.

In ihrer aktuellen Publikation *„Bindung“* thematisieren die beiden Bindungsforscherinnen Anke Lengning und Nadine Lüpschen (2019, S. 32) diese neue dynamische Sichtweise auf die Chancen menschlicher Persönlichkeitsentwicklung: *„Bindungsmuster neigen zur Stabilität. Dennoch sind Veränderungen sowohl von einer sicheren zu einer unsicheren Bindung als auch umgekehrt möglich.“*

Das Kind im Erwachsenen

Aus therapeutischer Sicht lassen sich die Konsequenzen der Qualität des Aufwachsens für das psychische Befinden und für das Verhalten Erwachsener kurz zusammenfassen:

- Die Art der frühen Bindungsbeziehung wird im Gehirn gespeichert und hat Einfluss, wie Menschen ihre Beziehungen gestalten.
- Kinder tragen frühe Verletzungen in Form von Bindungsstörungen bis ins Erwachsenenalter weiter. Es handelt sich dabei um tiefe seelische Wunden, die die körperliche und psychische Befindlichkeit, den Umgang mit Stress und die Beziehungsfähigkeit erwachsener Menschen beeinflussen.
- Berichterstattungen über Menschen, die anderen Individuen Gewalt bis hin zu Mord antun, zeigen oft auf, dass die Täter*innen selbst traumatische Erfahrungen in der Kindheit erlitten haben.
- Wichtig ist jedoch die Erkenntnis, dass negative Kindheitserfahrungen nicht endgültig determinierend sind. Spätere Erfahrungen – wie auch therapeutische Interventionen – wirken verändernd. Dabei spielen externe Faktoren, wie beispielsweise Schule, Sport, Freundschaften und gemeinsame Gruppenerfahrungen, eine nicht zu unterschätzende positive Rolle.
- Es stellt sich die gesellschaftliche Aufgabe, institutionelle Angebote früher Hilfen für Eltern zu erhöhen, um sie in ihren erzieherischen Aufgaben zu unterstützen. Das bedeutet in weiterer Folge, Eltern

Zugang zu Therapieangeboten zu ermöglichen, um eigene erlebte Traumatisierungen im Sinne des „Wiederholungszwangs“ nicht an ihre Kinder weiterzugeben.

- Außerdem gibt die bedeutsame Rolle der Qualität des Aufwachsens für die Lebenssituation Erwachsener Anlass, um über den Stellenwert von familiärer Erziehung nachzudenken. Mehr öffentlich organisierte Beratungsstellen mit professionellem Personal für praxisorientierte Angebote und Hilfen einzurichten sowie Räume für Selbsthilfegruppen zur Verfügung zu stellen, ist ein Gebot der Stunde. Zu viele Eltern sind in ihrem Gefühl, ob sie „richtig“ erziehen, verunsichert und suchen deswegen Rat.

Konsequenzen für psychotherapeutische Praxis und Sandspiel

Die relativ neue Erkenntnis, dass frühe negative Bindungserfahrungen in positiver Weise zu verändern sind, stimmt zuversichtlich. Denn genau hier setzt die Arbeit mit Klienten*innen in der Psychotherapie an: Therapeut*innen können einen geschützten Raum bieten, in dem sie sich als Bindungspersonen für das Entstehen zufriedenstellender Beziehungserfahrungen zur Verfügung stellen. Zugleich bieten sie Beständigkeit, um psychische Prozesse zu begleiten.

Auf symbolischer Ebene reguliert und regeneriert sich die Psyche, wenn sie empathische und wohlwollende Begleitung erfährt. Manchmal ist dabei für Klient*innen die entstehende Beziehung zum/r Therapeut*in die erste sichere Bindungserfahrung in ihrem Leben. Ein zugewandtes Gegenüber wird erlebt, dem man sich vertrauensvoll öffnen kann.

Für den/die Therapeut*in bedeutet das, eine sichere Bindungsbeziehung und Beziehungserfahrung anzubieten. Es ist möglich, dass sich die frühen traumatischen Bindungserfahrungen durch *Re-Inszenierung* in Form von negativer Übertragung auf den/die Therapeut*in äußern, da die Seele Zeit braucht, um *nachzureifen* und nachzuholen, was ihr in ihrer Entwicklung fehlt. Während dieser Phase ist es von besonderer Bedeutung, Halt zu geben, bis sich im/in der Klient*in ein *stabiles Selbst* etabliert, das nicht befürchten muss, erneut verlassen zu werden.

Der Methode des *explorativen Sandspiels* kommt bei diesem behutsamen Herstellen und langsamen Aufbau von sicheren Beziehungen und verlässlichem Vertrauen eine spezielle Aufgabe zu. In den Phasen des Gestaltens im Sand wird den Klient*innen Zeit gegeben, Vertrauen zu sich selbst und zum/zur Therapeut*in aufzubauen. Die Sandbilder können – während sie entstehen und als fertig geformte *Bilder* – eine neue gemeinsame Sprache und neue Formen des Ausdrucks schaffen.

4. Dem Trauma ins Gesicht sehen

Die Bedeutung von Trauma

Der Begriff Trauma kommt aus dem Altgriechischen und bedeutet *„Verletzung"* oder *„Wunde"*. Ein Trauma geht mit einer Erschütterung unseres Selbst- und Weltverständnisses einher. Traumatischen Ereignissen ist gemeinsam, dass sie außergewöhnlich und nicht vorhersehbar sind sowie außerhalb der normalen Lebenserfahrung eines Menschen liegen. Ein Trauma kann sich aufgrund eines einmaligen Ereignisses, aber auch durch länger dauernde, chronische Einwirkungen manifestieren.

Ein Ereignis wirkt dann traumatisierend, wenn die natürlichen Reaktionsmöglichkeiten Kampf und Flucht, wie beispielsweise bei Naturkatastrophen, Unfällen, Erfahrungen mit Gewalt und unmittelbarem Tod anderer Menschen, nicht gegeben sind.

Hinter der Glaswand

Die wissenschaftliche Auseinandersetzung mit Traumata in den vergangenen Jahrzehnten hat unterschiedliche Definitionen des Begriffs mit sich gebracht. Für eine gemeinsames Verständnis soll die Definition der Weltgesundheitsorganisation (WHO) vorgestellt werden: Trauma ist eine „(kurz- oder langanhaltende) Reaktion auf ein belastendes Ereignis oder eine Situation von außergewöhnlicher Bedrohung oder katastrophalem Ausmaß, das in der Folge tiefgreifende Verzweiflung bei fast jedem Menschen auslösen kann." (Popescu-Willigmann/Remmele 2019, S. 79).

Die intensive wissenschaftliche Forschung brachte es mit sich, die Situation traumatisierter Personen aufmerksamer und sensibler zu beachten. Es stellte sich heraus, dass Traumatisierungen individuell wirksam sind: Ein und dasselbe Ereignis kann für ein Individuum erschütternd und traumatisierend wirken, während ein anderes Individuum das Erlebte in seinen Erfahrungsschatz integriert und nicht unter Folgestörungen leidet. Eine Rolle spielt hier das Bewahren der *„mobilisierten Aktivität"* (Levine 1998, S. 36) beziehungsweise des *„effektiven Handelns"* (Van der Kolk 2018, S. 68). Gemeint ist damit die Fähigkeit, in einer ausweglosen Situation geistesgegenwärtig auf eine Krise zu reagieren und nach Lösungen zu suchen.

Die Jung'sche Analytikerin und Fachärztin für Kinder- und Jugendpsychiatrie Judith Noske (vgl. 2018, S. 19) weist darauf hin, dass unsere psychische Struktur bestimmt, wie wir die Welt wahrnehmen. Menschen, die sich in einer Krise befinden oder die unter traumatischen Neurosen leiden, erfahren die Welt *„anders"* und treten *„anders"* mit ihr in Beziehung. Sie erleben sich und den anderen in einer nicht leicht einfühlbaren Weise.

Zudem entwickeln traumatisierte Personen eine permanente Wachsamkeit und Sensibilität gegenüber möglichen Bedrohungen. Die Vergangenheit scheint für sie nicht mehr präsent, die Gegenwart nicht aushaltbar und die Zukunft nicht vorstellbar zu sein. Ihre Sicht auf die Welt hat durch das Trauma eine andere Nuancierung oder *„Färbung"* bekommen.

Ab dem Augenblick, in dem ein traumatisches Ereignis eintritt, kann sich alles im bisher gewohnten Lebensverlauf ändern. Symptome als Folge von Traumata resultieren aus der Reaktion des gesamten Körpers auf das Erlebte. In den Tavistock Lectures (1935) findet sich dazu bei C. G. Jung (GW. Bd. 18/1, 1995, §317, S. 155): *„Emotionen sind nicht ablösbar wie Ideen oder Gedanken, weil sie mit gewissen physischen Vorgängen identisch und daher tief im Stoff des Körpers verwurzelt sind."*

Zwei Begriffe der *Psychotraumatologie* sollen genannt werden: die *Intrusion* und die *Konstriktion*. Bei der Intrusion werden belastende emotionale Zustände, die mit dem Trauma in Verbindung stehen, reaktiviert. Sie können sich äußern in Form von Zittern, Schweißausbrüchen, Panikattacken oder Alpträumen. Eine heftige Form der Intrusion ist das Wiedererleben der Gefühlszustände des traumatischen Ereignisses in Form von *Flashbacks.*

Unter Konstriktion versteht man einen schockartigen Erstarrungszustand, ein *„inneres Abstumpfen"* bis hin zu emotionaler Betäubung. Betroffene Klient*innen beschreiben diesen Zustand beispielsweise als Empfindungslosigkeit, die sich auch auf die eigene Person bezieht: Es ist, als wäre das Herz erstarrt, als würde das Leben hinter einer Glaswand stattfinden, als hätten sie keinen Bezug zur Welt um sich.

Bei traumatisierten Menschen verblasst das Geschehene nicht irgendwann von selbst. Vielmehr sind Auswirkungen auf Körper, Geist und Gehirn feststellbar, die zu einer Neuorganisation der Wahrnehmungs- und Denkfähigkeit führen.

Um einen aktuellen und fundierten Einblick in die Thematik zu gewinnen, empfiehlt sich besonders das Fachbuch des US-amerikanischen Psychiaters Bessel van der Kolk *„Verkörperter Schrecken"*. Van der Kolk erklärt die Befindlichkeit und das Denken traumatisierter Menschen (2018,

S. 28): *„Nach einem schweren Trauma teilt sich die Welt für die Betroffenen in diejenigen, die wissen, worum es geht, und diejenigen, die davon keine Ahnung haben. Menschen, die das Trauma nicht erlebt haben, sind nicht vertrauenswürdig, weil sie die Betroffenen unmöglich verstehen können."*

Trauma und seine Folgen

Nicht nur psychisch labile, sondern auch psychisch stabile Menschen können nach einer traumatischen Erfahrung Folgestörungen entwickeln. Traumafolgestörungen können unmittelbar nach dem traumatisierenden Ereignis oder erst Jahre danach auftreten. Sie machen sich in unterschiedlicher Weise bemerkbar.

Angstbereitschaft, Leistungsabfall, Schlafstörungen, Furcht, Bestürzung, Wut, Verleugnung, Abschalten, Ausblenden, Flashbacks werden den *normalen Traumareaktionen* zugeordnet. Überwältigt-Sein, Konfusion, Orientierungsverlust, Panikattacken bis hin zu Kontrollverlust stellen *pathologische Traumareaktionen* dar.

Menschen reagieren unterschiedlich auf ein erlebtes Trauma. Auch gibt es altersspezifische Reaktionen von Kindern und Erwachsenen, die hier in Kürze dargestellt werden.

Kindliche Reaktionen auf ein Trauma sind u. a.: Ängste, sich anklammern, still werden, zurückfallen in frühere Verhaltensweisen, aufschreien im Schlaf sowie ausagieren traumatischer Erfahrungen im Spiel.

Nach schweren Traumatisierungen kann es zu Störungen des Zeitgefühls und zu Sprachlosigkeit kommen. Der Schock kann hier so tief verankert sein, dass Kinder plötzlich aufhören zu sprechen, wie beispielsweise als Folge von Naturkatastrophen und Unfällen oder bei dem Verlust nahestehender Personen.

Wie Erwachsene können auch Kinder nach einem Trauma, bei dem andere ums Leben gekommen sind, an einem *„Überlebensschuld-Syndrom"* leiden. Die Aussage einer zehnjährigen Klientin, die ihre Eltern bei einem Autounfall verloren hat, lässt die Verzweiflung und Trauer des Kindes erahnen, aber auch das Schuldgefühl, alleine überlebt zu haben: *„Wäre ich doch nur im Auto mit dabei gewesen!"*

Je nach Persönlichkeit, Erlebnis und Leidensdruck können die *Reaktionen Erwachsener* auf ein Trauma unterschiedlich stark ausgeprägt sein. Zu den körperlichen Symptomen gehören Schwitzen, Beschleunigung der Herzfrequenz, Schlaflosigkeit und körperliche Unruhe. Psychische

Traumareaktionen Erwachsener sind gekennzeichnet durch Depression, Angst, Desorientierung, Bewusstseinseinengung und Rückzugsverhalten bis hin zu Suizidgefährdung.

Kriegstraumatisierte Menschen zeigen ein Leben lang Spuren, oft bis in die zweite und dritte nachfolgende Generation, und zwar dann, wenn das Erlebte und der erlittene Verlust nicht betrauert, sondern verdrängt werden. Forschungen – wie beispielsweise von Sabine Bode in ihren Büchern beschrieben – legen dies anschaulich dar. Die Autorin berichtet, dass die Weitergabe unverarbeiteter Belastungen von Erfahrungen im Krieg an die Nachkommen nachweisbar ist. Ihre Bücher beschäftigen sich mit der „*Vergessenen Generation*“ (2004) und den „*Kriegsenkeln*“ (2009), dem Nachwuchs der vergessenen Generation. Das Interesse an dieser Forschung zeigt, welche Bedeutung das Thema auch in der Öffentlichkeit gewonnen hat.

Mit aktuellen Konsequenzen aus Kriegen in Ex-Jugoslawien, Afrika, Vietnam oder im Nahen Osten konfrontieren uns allzu oft negative Schlagzeilen in Medien oder Dokumentationen über die Arbeit entsprechender Hilfsorganisationen. Über die anstrengende und komplexe Tätigkeit mit traumatisierten Flüchtlingen informiert eine Publikation aus der Erwachsenenbildung. Sie befasst sich insbesondere mit Fragen der Grundbildung von Geflüchteten sowie mit den Lernbedingungen von Menschen mit Traumafolgestörungen (vgl. Popescu-Willigmann/Remmele 2019).

Die posttraumatische Belastungsstörung

Die *posttraumatische Belastungsstörung*, abgekürzt bezeichnet als PTBS, ist eine neuere Diagnose, die erst seit den 1980er Jahren gestellt wird. Es handelt sich dabei um eine verzögerte Reaktion auf ein traumatisches Ereignis. Diese kann erst einige Wochen oder Monate nach der auslösenden Ursache auftreten. Die Entstehung einer PTBS wird begünstigt, wenn man lebensbedrohliche Ereignisse erlebt oder beobachtet.

Posttraumatische Belastungen können sich in einer akuten und in einer vorübergehenden Anpassungsstörung äußern, allerdings auch in psychiatrischen Erkrankungen mit dissoziativen Symptomen.

„*Bei Bestehen einer Posttraumatischen Belastungsstörung verteidigt sich der Körper weiter gegen eine Bedrohung, die längst nicht mehr besteht.*“ (Van der Kolk 2018, S. 67). Bei schweren, wiederholten und langanhaltenden Traumatisierungen spricht man von einer *komplexen posttraumatischen Belastungsstörung*.

Um traumatische Erfahrungen ertragen zu können, baut die menschliche Psyche ein Schutzverhalten auf. Im Folgenden wird auf das Schutzverhalten eingegangen, das aufgrund therapeutischer Erfahrungen bei traumatisierten Menschen eine Rolle spielt:

Der Abwehrmechanismus *Verdrängung* dient dazu, das Erlebte nicht erinnern zu müssen. Die Zeit soll die Wunden heilen. Dass das nicht immer der Fall sein kann, belegen Beispiele aus der Traumaforschung und der Psychotherapie: Menschen kommen mit körperlichen Symptomen wie Atem-, Schluckbeschwerden und Schmerzen des Bewegungsapparates ohne nachweisbare organische Ursachen in die psychotherapeutische Behandlung. Die körperlichen Symptome überdecken den seelischen Schmerz und sind doch oft gleichzeitig der Schlüssel zu ihm.

In traumatischen Situationen stellt *Dissoziation* eine wichtige Regulationsstrategie dar. Dissoziation ist eine Reaktion der Psyche, um ein Trauma erträglich zu machen. Dadurch erfolgt – sowohl nach außen, als auch nach innen – *„Ent-Bindung"*, ein Rückzug aus bisherigen Bindungen. Gefühlszustände sind dann kaum zugänglich, da das Trauma ausgeblendet wird. Eine Betroffene erklärt diese veränderte Wahrnehmung: *„Ich verliere mich, ich verliere die Beziehung zu mir und zu allem, was rundherum passiert"*. Anders ausgedrückt fungiert Dissoziation als Schutzmechanismus, um negative Gefühle zu vermeiden. Besonders chronische Traumatisierungen können eine Flucht in die Dissoziation zur Folge haben. Ein in der Kindheit schwer vernachlässigter Klient berichtet:

> *„Ich war wie in einem Vakuum, zu dem niemand Zutritt hatte, ich selbst auch nicht. Meine Welt hatte keine Farben und keine Gerüche. Erst durch meine Entscheidung, dass ich so nicht weiterleben wollte, weil ich nichts spürte, begann sich etwas zu ändern. Ich lernte zu reden und mich mitzuteilen – das war ein anstrengender Prozess. Ich musste erst lernen meine Gefühle wahrzunehmen."*

Unter *Depersonalisation*, als einer Form von *Dissoziation*, versteht man den Verlust des Selbstempfindens. Die Welt erscheint den Betroffenen fremd. Sie erleben sich als von sich selbst abgespalten, um eine unerträgliche Situation verlassen zu können, und beobachten, was mit ihnen geschieht, ohne physisch etwas zu spüren. Beispielsweise haben Betroffene keinerlei Empfindungen, wenn sie über Grausamkeiten sprechen, die ihnen widerfahren sind. In ihrem Buch „Trauma und Traumabewältigung" sprechen die Autor*innen (vgl. Reiners-Kröncke/Dette/Haas 2013, S. 65) davon, dass Menschen durch *Depersonalisation* aus traumatischen Situationen aussteigen und sich „*wegbeamen*". Gemeint ist, sie begeben sich in eine andere Welt, die sie sich in ihrer Phantasie gestaltet haben.

Traumatische Ereignisse, die mit einem sozialen Stigma behaftet sind und die mit Gerichtsverfahren oder der Einschaltung von Medien einhergehen, tragen ein besonders hohes Risiko in sich, dass Betroffene weiter belastet oder geängstigt werden. Misshandlungs- und Missbrauchsopfer zeigen verstärkt ängstlich-vermeidendes oder ambivalentes Bindungsverhalten und leiden oft unter Gefühlen, selbst die Schuld an den Übergriffen zu tragen. Es wird verständlich, warum sich Betroffene nicht sofort, sondern manchmal erst nach Jahren zu den Ursachen ihrer Traumatisierung äußern.

Es geht darum, mehr Verständnis für die Beweggründe der Opfer zu erreichen. Um ihren Selbstschutz zu respektieren und zu gewährleisten, ist es notwendig, in Medien und in der Öffentlichkeit verstärkt aufklärend zu wirken.

Gehirn und Trauma

Bildgebende Verfahren geben seit den 1990er Jahren einen Einblick in Reaktionen des menschlichen Gehirns und ermöglichen es nachzuvollziehen, was sich in einer traumatisierten Person abspielt. Aufgrund der gewonnenen Erkenntnisse berichtet der Neurowissenschaftler und Nobelpreisträger Eric Kandel in seinem Buch „*Was ist der Mensch?*" (vgl. Kandel 2018, S. 242ff.) über Störungen des Gehirns nach einem erlittenen Trauma: Kandel schildert, dass nach einem Trauma besonders jener Bereich im Gehirn (Hippocampus) betroffen und geschädigt ist, der von entscheidender Bedeutung für die Speicherung von Erinnerungen fungiert. Im Weiteren erklärt er, dass die meisten psychischen Störungen durch Wechselwirkungen zwischen einer genetischen Veranlagung und einem Auslöser aus der Umwelt entstehen.

Nicht jeder Mensch leidet nach traumatischen Erfahrungen an einer Folgestörung. Kandel vermutet ein oder mehrere Gene, die für die posttraumatische Belastungsstörung anfällig machen. Ein frühes Trauma, folgert der Gehirnforscher, kann zu epigenetischen, das heißt zu umweltbedingten, molekularen Veränderungen führen, die bis ins Erwachsenenalter erhalten bleiben können.

Die Gefühlswelt nach einem Trauma

Um die Gefühlswelt Betroffener anschaulich und nachvollziehbar zu beschreiben, wird im Folgenden auf ein literarisches Werk Bezug genommen. Judith Taschler berichtet in ihrem Roman *„Das Geburtstagsfest“* (2019) von der psychischen Befindlichkeit des Protagonisten, der in der Kindheit den Krieg und das Rote-Khmer-Regime in Kambodscha überlebt hat und sich durch Flucht in ein sicheres Land retten konnte. Es handelt sich um eine fiktionale Darstellung, die jedoch die Kriterien der verdrängten Traumatisierung aufzeigt:

- Mit niemandem über das Ereignis sprechen wollen.
- Das traumatische Erlebnis jahrzehntelang verdrängen.
- Wenn jedoch die Erinnerung wachgerufen wird, ist es, als ob sich die *„Büchse der Pandora“* öffnet. Man kann sie nicht mehr schließen.

Das folgende Zitat zeigt die Tendenz des Protagonisten, das Trauma *„zu Tode zu schweigen“*. Es soll möglichst in Vergessenheit geraten und nicht erinnert werden:

> *„Während er mit dem Messer Ente und Gemüse hackte und schnitt, hörte er von einer Welt, die für ihn nicht mehr existierte, sie war im Lauf der Jahrzehnte im Nebel versunken, er fühlte sich ihr nicht mehr zugehörig und wollte sie auch nicht wiederauferstehen lassen, nicht in seinen Gedanken, nicht in den nächtlichen Träumen. Daran hatte er hart gearbeitet.“* (Taschler 2019, S. 148).

Eine weitere Aussage deutet auf seinen Wunsch nach dauernder Verdrängung hin, um nicht in die Nähe von Emotionen zu geraten, die die Erinnerung an das Trauma berühren könnten:

> *„Ein einziges Mal war er seinem Vorsatz untreu geworden, das war vor vier Jahren gewesen, und es war zu einem persönlichen Desaster für ihn geworden. Im Grunde sah er darin die Bestätigung, dass es richtig gewesen war, was er jahrzehntelang gelebt hatte: nämlich die absolute Verdrängung.“* (Ebd. S. 150).

Die folgende Beschreibung bringt die verheerenden Folgen zum Ausdruck, wenn das Verdrängte an die Oberfläche des Bewusstseins gelangt und das Ich zu fragmentieren droht:

> *„Seither herrschte in seinem Innersten ein Aufruhr, der wühlte und nagte. Er war wie ein schwelendes Geschwür, dann wieder wie ein wütendes Tier, er konnte nicht an ihn herankommen und ihn auch nicht besänftigen, nur bedachtsam unter Verschluss halten, was viel Kraft kostete. Nach außen gab er sich ruhig und auch gleichgültig. ...... Die Leute in seinem Umfeld wahrzunehmen oder gar auf sie einzugehen, überstieg seine Kräfte, denn permanent musste er darauf achten, sich selbst zusammenzuhalten, sich nicht zu fragmentieren, nicht in tausend kleine Stücke zu zerbersten, zerbrechen, zerbröseln.“* (Ebd. S. 158).

Wie dieser realitätsnahen, literarischen Schilderung zu entnehmen ist, können Menschen – je nach Intensität und Dauer der erlittenen Traumatisierung – massiv überfordert sein. Die Qualität der familiären und sozialen Unterstützung stellt eine wesentliche Hilfe bei der Bewältigung dar. Zu den Schutzfaktoren zählen: nahe und liebevolle Beziehungen zu verlässlichen Bindungspersonen, unterstützende Reaktionen auf das erlittene Trauma, Verständnis der Umgebung für Verhaltensänderungen und für die posttraumatische Erschöpfung sowie *Copingstrategien* für individuelle Stressoren. Copingstrategien (engl.: to cope: zurechtkommen; es schaffen) helfen, mit einem schwierigen Lebensereignis umzugehen, es zu bewältigen und zu überwinden.

Nicht immer können traumatische Ereignisse durch Verständnis und Zuwendung ausreichend gemildert werden, sondern erfordern eine gezielte therapeutische Unterstützung. Auch nach dem Abklingen der Gefahr produzieren traumatisierte Menschen Stresshormone, da weiterhin Flucht-, Kampf- oder Erstarrungssignale gesendet werden.

Das folgende Beispiel zeigt anhand eines Sandbildes einer Klientin ihre tiefsitzende Angst, deren Ursache in einer lebensbedrohlichen Verletzung liegt. Der Einsatz der Methode Sandspiel bei der therapeutischen Begleitung einer traumatisierten Person soll anhand dieses Berichts den Leser*innen praxisorientiert nahegebracht werden:

Jetzt will ich leben!

Mira hat ein besonderes Schicksal ereilt. Die in der Kindheit wohlbehütete junge Frau wuchs in Sicherheit und Geborgenheit mit ihrer jüngeren Schwester in ihrem Elternhaus auf. Man kann von einer sicheren Bindung zu beiden Elternteilen sprechen.

Die Erfahrungen während ihrer Schulzeit beschreibt sie allerdings als traumatisierend, da sie seitens ihrer Mitschüler*innen jahrelang Mobbing erfahren hat. Im Alter von achtzehn Jahren erleidet Mira bei einem Verkehrsunfall eine lebensbedrohliche Verletzung in Form eines schweren Schädelhirntraumas. Sie fällt ins Koma. Ins Dunkel. Ins Nichts. Sie hat später keine Erinnerungen an das Ereignis. Ärzte, die um ihr Leben kämpfen. Eltern, denen in der Situation nur die Möglichkeit bleibt, Liebe zu geben und nichts als Liebe, die hoffen und beten.

Nach Wochen endlich das Erwachen aus dem Koma in einer Intensivklinik. Aufwachen. Wieder wegdämmern. Die junge Frau schafft den langen Weg zurück in ein *normales* Leben. Begleitet von schweren Schuldgefühlen: *„Andere mit so einer Verletzung schaffen es nicht so gut wie ich – die bleiben behindert oder sterben daran. Wie kann man es aushalten so privilegiert zu sein?“*

Miras Wunsch an die Therapie ist es, mit den psychischen Folgen ihrer Traumatisierung leben zu lernen. Die tiefsitzenden Ängste kommen immer wieder in Form von Alpträumen zum Ausdruck. *„Ich sehe mich leblos in meinem Bett liegen“*. Diese Träume kennt sie schon zu gut.

Das erste während der Therapie gestaltete Sandbild – Initialbild genannt – repräsentiert Miras Angst vor dem Tod, von der sie immer wieder im Schlaf heimgesucht wird. Im Bild ist der Tod durch die schwarz gekleidete Frau, mit einem Speer in der Hand, dargestellt. Mira sieht sich als die kleine Tänzerin, die von der Frau dirigiert und beherrscht wird. Sie fühlt sich ihr ausgeliefert:

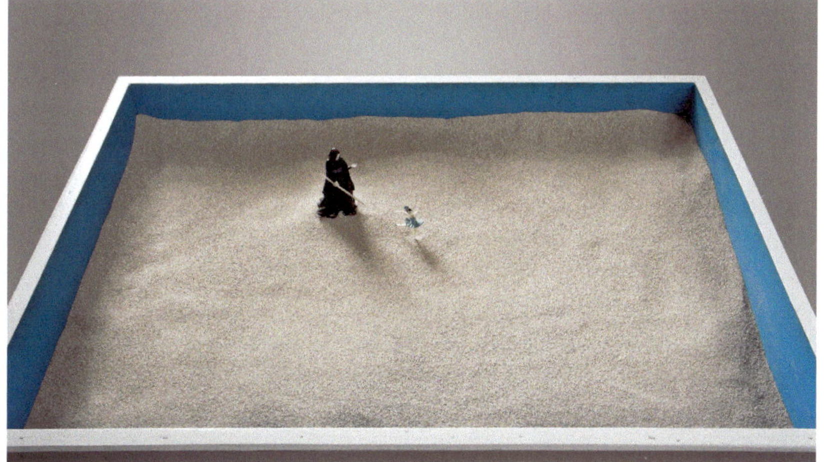

Abb. 1: Mira, Sandbild (Initialbild)

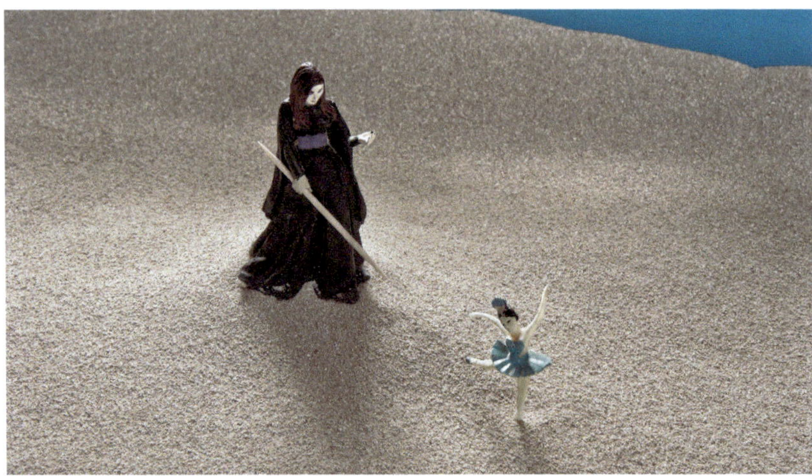

Abb. 2: Mira, Ausschnitt aus Abb. 1

„Die Frau kontrolliert die junge Primaballerina und hält sie in Schach“, beschreibt Mira ihr Sandbild.

Im Laufe der Therapie will Mira einen Weg aus der Traumatisierung finden. Sie will nicht mehr gegen ihre Ängste ankämpfen müssen. Sie befindet: *„Ich habe überlebt, jetzt will ich leben!“* Sie wirkt bei dieser Aussage stark und widerstandsfähig.

Trauma und Therapie

Bestimmte Traumatisierungen übersteigen das Fassungsvermögen der Betroffenen. Vielen fällt es schwer, über das erlittene Trauma zu berichten, da ihre Erzählungen so gut wie nie den Kern der inneren Wahrheit treffen.

Traumata wirken sich auf den ganzen menschlichen Organismus aus und hinterlassen Spuren im Gehirn. Die Neurowissenschaft bestätigt, dass traumatische Erlebnisse in der rechten Hemisphäre des Gehirns gespeichert sind, wo bildhafte und nicht sprachgebundene Prozesse abgewickelt werden. Das erklärt, warum Menschen nicht von ihren Traumatisierungen sprechen können, da das Erlebte nicht in Form von Worten und Sätzen vorhanden ist, sondern in Bildern. Der sprachliche Ausdruck allein führt nicht in die Nähe der Emotionen, urteilt die Psychotherapeutin Eva Pattis Zoja (vgl. 2012, S. 50).

Die behutsam begleitete analytische Arbeit mit auftauchenden Symbolen und Bildern soll den Weg aus seelischen Verletzungen bahnen. Im Idealfall lindern und verbessern sich die leidvollen körperlichen und seelischen Symptome.

Die Entwicklungspsychologin Aleta Solter, jahrelange Mitarbeiterin Jean Piagets, weist auf die Wichtigkeit von Tränen bei der Verarbeitung von Traumata hin. Weinen ist ein wichtiger Stressmechanismus nach traumatischen Erfahrungen. Das Zulassen von Tränen trägt dazu bei, Stresshormone, Neurotransmitter und Spannungen im Körper abzubauen und das physiologische Gleichgewicht wiederherzustellen (vgl. Solter 2015, S. 36).

Sowohl Körper als auch Seele spüren, dass die Gefahr vorüber und ein Leben in der Gegenwart wieder möglich ist. Menschen, die ihre traumatischen Erfahrungen positiv integriert haben, sprechen mit adäquaten Affekten von ihren Erlebnissen und sind in der Lage, einen vollständigen Bericht darüber zu geben. Sie sind wieder in Kontakt mit ihren Ressourcen. Das Ereignis kann in den Lebenskontext eingeordnet werden. Bei positivem Verlauf erlangen die Klient*innen ihre Autonomie und Selbstwirksamkeit wieder, womit aus *Intrusionen* Erinnerungen werden.

Bessel van der Kolk (2018, S. 54) beschreibt das Erleben der wiedergefundenen Sprache im Zuge der Verarbeitung von Trauma: *„Die Sprache verleiht uns die Macht, uns und andere zu verändern, indem wir unsere Erlebnisse mitteilen, da sie uns hilft, unser Wissen in Worte zu fassen und einen allgemein verständlichen Sinn darin zu finden."*

Die therapeutische Beziehung sowie die dabei entstehende *Übertragung* und deren Deutung wirken unterstützend und tragen zur Stabilisierung bei. Für therapeutische Interventionen ist zu beachten: behutsam auf Gedanken und Körpergefühle der Betroffenen eingehen und die Intensität der Belastung ernst nehmen. Die Stabilisierungsphase kann unterschiedlich lange dauern.

In der Psychotherapie besteht die Möglichkeit das Trauma auf der Symbolebene – unterstützt beispielsweise von Sandbildgestaltungen – auszutragen, zu verarbeiten und zu integrieren. Die Überwindung des Traumas kann gelingen, wenn ein Übergang von den inneren Bildern ins Symbolisieren stattfindet und sich dadurch ein Lösungsweg offenbart.

Oft wird traumatisch Erlebtes durch nächtliche Träume bewusst gemacht. Die Arbeit mit Träumen bildet einen Schwerpunkt in der Analytischen Psychotherapie nach C. G. Jung. Träume haben sowohl diagnostischen als auch prognostischen Charakter und geben Einblick in den *Individuationsweg* von Klient*innen.

In diesem Sinne können Traumata zu einem Katalysator für eine neue Lebensperspektive werden und kreative Entwicklungsmöglichkeiten anstoßen, sagt die Jung'sche Analytikerin Ursula Wirtz in ihrem Buch *„Stirb und werde"* über die Wandlungskraft traumatischer Erfahrungen. Sie erkennt im Trauma negatives und positives Potential. Deshalb bezeichnet sie Traumata – sprachlich doppelbödig – als *„Sinnzerstörer"* und meint (2018, S. 26): *„Traumatische Erfahrungen sind Grenzerfahrungen, die die Macht haben, uns zu zerstören, die aber auch vermögen, eine radikale Bewusstseinstransformation hervorzurufen, eine Begegnung mit dem, was jenseits der Grenze liegt."*

Konsequenzen für psychotherapeutische Praxis und Sandspiel

In der Analytischen Psychologie steht der persönliche Ganzwerdungs- und Reifungsprozess im Vordergrund, der die Stärkung der Ich-Struktur und die Entfaltung der Persönlichkeit zum Ziel hat (vgl. Lenz 2020). Psychotherapie, in Kombination mit explorativem Sandspiel, bietet Hilfestellungen, um mit schwierigen Lebensumständen besser umzugehen beziehungsweise diese zu bewältigen.

Wirtz (vgl. 2018, S. 284) zeigt auf, dass bei traumatischen Erfahrungen abgespaltene Teile in Form von autonomen Komplexen sozusagen ein – dem Bewusstsein nicht zugängliches – Eigenleben führen. In der Folge können sie, oft erst Jahre später, durch bestimmte Stimuli ins Bewusstsein treten und heftige Reaktionen auslösen. Die Autorin nennt die Konsequenzen und die daraus resultierenden psychischen Veränderungen, wie beispielsweise Gedächtnisstörungen und Störungen des Verhaltens.

Trauma erschüttert die Beziehungsfähigkeit. Bei traumatisierten Menschen ist daher besonders darauf zu achten, dass sie in der Therapie zur Ruhe kommen, sich sicher fühlen, Schutz finden und Vertrauen gewinnen.

Nonverbale Ansätze mindern die Gefahr einer neuerlichen Traumatisierung, sprich: *Re-Traumatisierung*. Das explorative Sandspiel eröffnet eine Möglichkeit, schwer auszudrückende Gefühle ohne Worte mitzuteilen. Es bietet sozusagen einen Raum für nonverbalen symbolischen Ausdruck der inneren Welt und macht diese sichtbar und zugänglich für Reflexion. Die innere Welt funktioniert indirekt, jenseits willentlicher Absicht. Für Menschen, die Traumatisierungen erlebt haben, ist ein nichtkonfrontativer therapeutischer Zugang anregend und förderlich. Außerdem ist die nonverbale Methode *„niederschwellig"*. Das bedeutet für Klient*innen, sie können ohne besonderen psychischen Aufwand im kleinen Rahmen und auf der begrenzten Fläche des Sandkastens ihr Befinden darstellen. Die symbolhafte Arbeit mit Bildern im Sand vermag dem Trauma eine Sprache zu geben und einen Verarbeitungsprozess in Gang zu setzen.

Um einen Bezug mit der psychotherapeutischen Praxis herzustellen, werden ausgewählte Fallvignetten von Klientinnen mit unterschiedlichen traumatisierenden Kindheits- und Lebenserfahrungen geschildert (Kapitel 11). In den von den Klientinnen gestalteten Sandbildern wird der durch Traumatisierung verursachte Schmerz sichtbar, aber auch Wege, wie er überwunden werden kann. Zusätzlich werden vereinzelt Träume wiedergegeben, die für den Verlauf der therapeutischen Entwicklung aussagekräftig sind.

5. Resilienz erwerben

Die Bedeutung von Resilienz

Unter Resilienz versteht man die psychische Kraft und Stärke von Menschen, auf unvorhersehbare Ereignisse und Belastungen des Lebens zu reagieren sowie die Fähigkeit mit diesen umzugehen. Der in der Physik verwendete Begriff Resilienz wird mit Strapazierfähigkeit gleichgesetzt. Er beschreibt die Elastizität eines Materials, das unter der Einwirkung von Druck standhält.

Ohne die psychische Komplexität zu unterschätzen, kann Resilienz, bildlich gesprochen, als „Immunsystem der Seele“ bezeichnet werden.

Resilienzforschung

Die Resilienzforschung will herausfinden, warum Menschen solche unterschiedlichen Reaktionen zeigen: die einen zerbrechen an ihren negativen Erlebnissen, während es anderen gelingt, sie zu bewältigen. Die Erforschung von Resilienz legt das Augenmerk auf die Analyse günstiger Entwicklungsverläufe unter risikoreichen Bedingungen.

Eine grundlegende, oft zitierte Studie der Resilienzforschung ist die *„Kauai-Längsschnittstudie“* von Emmy Werner. Die US-amerikanische Entwicklungspsychologin (geb. 1929) führte sie mit ihrem Team seit dem Jahr 1955 über Jahrzehnte hinweg auf der hawaiianischen Insel Kauai durch. Für den angesprochenen Zusammenhang liegen interessante Ergebnisse vor.

Emmy Werner untersuchte den gesamten Geburtsjahrgang 1955 der Insel. 698 Kinder aus sogenannten hohen Risikosituationen wurden bis ins Erwachsenenalter (über 40 Jahre lang) beobachtet. Sie wuchsen in einem emotional gestörten, alkoholischen und drogensüchtigen Milieu auf – Umstände, die die gesunde Entwicklung eines Kindes massiv beeinträchtigen können. Bei zwei Drittel der Kinder zeigten sich später Auffälligkeiten wie Kriminalität, Alkohol- und Drogensucht, Lernbehinderungen und emotionale Instabilität. Ein Drittel der Kinder erlebte trotz widriger Umstände in der Kindheit ein einigermaßen erfülltes Erwachsenenleben. Bei der Analyse stellte sich heraus, dass diese Proband*innen in der Kindheit mindestens zwei Jahre lang zumindest einen Menschen in der nahen Umgebung hatten, der dem Kind Wertschätzung, bedingungslose Liebe und Freiheit für eigene Entscheidungen schenkte, der also an das Kind glaubte (vgl. Wild 1993, S. 127–128).

Ende der 1970er Jahre wurde die Resilienzforschung mit mehreren Längsschnittstudien intensiviert. Die Ergebnisse der Kauai-Studie von Emmy Werner und ihrem Team wurden durch spätere Untersuchungen bestätigt, wie zum Beispiel durch die *„Isle-of-Wight-Studie"* von Rutter 1987, durch die *„Bielefelder Invulnerabilitätsstudie"* von Lösel/Bender 1994 und die *„Mannheimer Risikokinderstudie"* von Laucht u. a. 1998 (vgl. dazu in: Fröhlich-Gildhoff/Rönnau-Böse 2019, S. 15 ff.).

Das 2014 gegründete *„Deutsche Resilienz-Zentrum"* in Mainz hat sich die Erforschung der Fähigkeit, psychische Gesundheit nach stressvollen Lebensereignissen aufrecht zu erhalten beziehungsweise wiederherzustellen, zum Ziel gesetzt. Fachleute aus Medizin, Psychologie sowie aus den Sozial- und Neurowissenschaften erforschen dort interdisziplinär die Resilienz junger Erwachsener.

Bessel van der Kolk (vgl. 2018, S. 65) referiert auf Basis aktueller Studien, die sich mit im Krieg traumatisierten Soldaten sowie mit Opfern und Zeugen von Terroranschlägen beschäftigen. Es zeigt sich immer wieder ein erstaunliches Phänomen: Während manche Menschen von traumatischen Erlebnissen aus der Bahn geworfen werden und posttraumatische Belastungsstörungen entwickeln, scheinen andere an existentiellen Krisen zu wachsen und an innerer Stärke zu gewinnen.

Während man zu Beginn der Resilienzforschung der Meinung war, Resilienz wäre auf angeborene Persönlichkeitseigenschaften zurückzuführen, geht man heute davon aus, dass sie variabel und kontextabhängig ist. Man betrachtet Resilienz nicht mehr als allgemeines Phänomen, sondern hinsichtlich ihrer situationsspezifischen, individuellen Ausformungen. Demnach basiert Resilienz auf dynamischen Interaktionsprozessen zwischen Individuum und Umwelt und kann auch im späteren Lebensverlauf erworben werden (vgl. Fröhlich-Gildhoff/Rönnau-Böse 2019, S 10 f.).

Resilienz erweist sich als flexible Eigenschaft. Sie umschreibt die Fähigkeit, durch Rückgriffe auf Ressourcen Krisen zu meistern, ja sie sogar für weitere Entwicklungen zu nutzen. Ähnlich wie Bindung (vgl. Kapitel 3) ist auch Resilienz kein starres Phänomen. Sie verändert sich im Rahmen alltäglicher situativer Anforderungen und jeweils zur Verfügung stehender Ressourcen.

Die Wissenschaftsjournalistin und Autorin Christina Berndt (2013, S. 12) formuliert aufgrund ihrer Recherchen über Resilienz zusammenfassend: *„Denn wenngleich die Fundamente der psychischen Widerstandskraft* *schon in frühester Kindheit gelegt werden, so lassen sie sich doch auch später noch gießen.“*

Immunsystem der Seele

Resilienz drückt sich in der Fähigkeit aus, Problemlösestrategien in schwierigen Lebenslagen zu entwickeln, sich von traumatischen Ereignissen zu erholen und diese gestärkt zu bewältigen.

Was ist nun die Gemeinsamkeit von Menschen, denen es gelingt, nach schwierigen Kindheitsjahren ein zufriedenes Erwachsenenleben zu führen? Sie verfügen über eine innere Stabilität und Gelassenheit und haben die Kraft, Lebenskrisen langfristig unbeschadet zu überstehen. Auch nach widrigen Ausgangsbedingungen meistern sie ihr Leben. Menschen mit dieser Stärke und diesen Eigenschaften repräsentieren das Phänomen der Resilienz.

Aus Jung'scher Sicht versteht Brigitte Dorst (2015, S. 64) unter Resilienz das, *„was einen Menschen befähigt, trotz aller Schwierigkeiten im Leben weiterzuwachsen, trotz aller Belastungen und Verletzungen weiter auf dem Weg der Individuation, der Ganzwerdung, zu sein. In diesem Sinne ist Resilienz nicht nur Widerstandskraft, sondern Lebenskraft.“*

Resilienten Menschen gelingt es auch in scheinbar ausweglosen Situationen, sich selbst zu vertrauen, an sich zu glauben und psychisch weitgehend unversehrt zu bleiben. Sie aktivieren und verfügen über Kräfte, die es ihnen ermöglichen, Lebenskrisen und einschneidende Erfahrungen so zu meistern, dass sie ohne langfristige Beeinträchtigung damit fertig werden.

Fasst man die Ergebnisse von Studien sowie die Eindrücke aus Erfahrungen in Psychotherapien zusammen, kann man feststellen, dass auf resiliente Menschen folgende Faktoren – eher mehr als weniger – zutreffen:

- Sie leben in tragfähigen sozialen Beziehungen.
- Sie sind und haben verlässliche Bindungspersonen.
- Sie verfügen über emotionale Stabilität und lassen sich nicht leicht aus der Ruhe bringen.
- Sie haben eine überwiegend positive, optimistische Einstellung zum Leben.
- Sie pflegen einen adäquaten Umgang mit Krisensituationen und lassen sich nicht dauerhaft aus der Bahn werfen.

- Sie benutzen Copingstrategien wie zum Beispiel: Strategien, um Stress zu bewältigen, mentales und autogenes Training, Yoga, Techniken der Selbstverteidigung u.a.
- Sie zeichnen sich durch ein Kohärenzgefühl aus, indem sie Lebenszusammenhänge verstehen und gestalten können.
- Sie empfinden Selbstwirksamkeit, Selbstvertrauen, Selbstakzeptanz und haben ein stabiles Selbstwertgefühl.
- Sie achten auf ihre Gedanken und reflektieren ihr eigenes Verhalten.
- Sie können in unterschiedlichen Situationen mit Humor interagieren.

Bindung als Brücke zur Resilienz

Welchen Einfluss haben nun frühkindliche Traumatisierungen auf die spätere Widerstandsfähigkeit eines Menschen und welche Rolle spielen dabei frühe Bindungserfahrungen?

Die „*Harvard Study of Adult Development*", eine seit 1939 laufende Längsschnitts- und Glücksstudie, geht seit jeher der Frage nach, was Menschen glücklich macht und inwiefern dabei Gene und Erfahrungen in der Kindheit eine Rolle spielen. Auch sie legt nahe, dass sich unsere Persönlichkeit dynamisch weiterentwickelt und nicht bereits in jungen Jahren festgelegt ist. Trotz schwieriger Kindheit und Jugend ist ein erfülltes, zufriedenstellendes Leben als Erwachsener möglich, wobei eine große Bedeutung sozialen Beziehungen zukommt, lautet eine Erkenntnis.

Die Studie stellt fest, dass enge persönliche Beziehungen stärker vor Unzufriedenheit schützen als Geld und Ruhm. Zufriedenstellende soziale Bezüge sind bessere Indikatoren für ein glückliches Leben als Faktoren wie sozialer Status, Intelligenzquotient oder Gene (vgl. Harvard Study of Adult Development, 1939).

Stabile emotionale Beziehungen zu zumindest einer Bezugsperson sind also nachweislich ein wichtiger sozialer Schutzfaktor. In einer schwierigen Lebensphase braucht es Menschen, die Vertrauen vermitteln und zur Seite stehen.

Jedoch zeigen therapeutische Berichte und Fallvignetten, wie die vorliegenden, auch das Gegenteil: Es gibt resiliente Menschen, die kaum liebevolle Zuwendung erfahren haben und ziemlich auf sich allein gestellt gegen Widerstände ankämpfen mussten. Menschen, die trotzdem stark geworden und an ihren Schwierigkeiten gewachsen sind.

Dass auch Tiere Resilienz fördern können, belegt, neben sicherlich vielen Erlebnissen aus dem Alltag, James Bowens warmherzige Geschichte. Sein Buch „*Bob, der Streuner*" (2013) ist inzwischen ein Bestseller geworden. Die autobiografische Erzählung des Autors macht die Leser*innen damit vertraut, wie die Liebe zu seiner Katze dazu beigetragen hat, Optimismus, Selbstwirksamkeit, Verantwortung, Lösungs- und Zukunftsorientierung für sein Leben zu entwickeln und der Drogensucht zu entsagen.

Im Folgenden sollen zwei Berichte wiedergegeben werden, die eindrucksvoll darauf hinweisen, welche Bedeutung *Sinnfindung* für die Entwicklung und Stärkung von Resilienz hat. Seinem Leben einen Sinn zu geben, beziehungsweise diesen für sich zu definieren, spielt – ebenso wie eine positive Lebenseinstellung – eine wesentliche Rolle in der Persönlichkeitsentwicklung.

Der erste der beiden Berichte, er stammt von einem schon älteren Klienten, erläutert den Stellenwert von Kameradschaft und Tierliebe, wodurch sich Lebenssinn und Resilienz entfalten:

Der nächste Tag wird besser

„Bis zu meinem fünften Lebensjahr wohnte ich mit meinen Eltern und meinen zwei jüngeren Geschwistern im Bauernhaus meiner Großeltern, wo auch noch Tante, Onkel und Cousins untergebracht waren. Als ich fünf Jahre alt war, zogen meine Eltern und Geschwister in ein anderes Haus um. Aus unerfindlichen Gründen ließen sie mich zurück, wodurch ich meine wichtigsten Bezugspersonen verlor. Ich wurde als Arbeitskraft eingesetzt, wofür ich auch des Öfteren von der Schule zu Hause bleiben musste. Wenn ich bei der Arbeit zu langsam war, oder nicht gehorchte, gab es von der Großmutter Schläge, auch ‚Straf-Beten', war eine Methode, um mich brav zu machen. Auch beim Essen wurde ich benachteiligt, und so bekam ich nur das, was übrigblieb. Im Grunde war ich im Besonderen für meine Großmutter einfach nichts wert und nur für die Arbeit zu gebrauchen. Ich erfuhr nicht, wie es ist, geliebt zu werden und mich geborgen zu fühlen.

Ich habe mich schon öfter gefragt, wie ich trotz dieser negativen Erfahrungen (diese setzten sich als Achtzehnjähriger im Krieg und späterer Gefangenschaft fort) zu diesem gutmütigen, ausgeglichenen Menschen geworden bin."

Die Lebensgeschichte des Mannes zeigt: Es gibt eine sich entwickelnde innere Stärke, die ausgerechnet an Widerständen zu wachsen scheint, obwohl, zumindest seiner Erzählung nach, niemand in seinem sozialen Umfeld seine Resilienz förderte und stabilisierend gewirkt hat. Sein Körper ist inzwischen alt, doch seine Augen sind jung, sehr klar und strahlen eine besondere Weisheit aus. In der Anfangsphase seiner Psychotherapie erzählte er äußerst selten über seine Erfahrungen in der Kindheit und im Krieg. Doch wenn er darüber redete, dann sprach er wie über einen Film. Akribisch konnte er sich an Details und an exakte Daten verschiedener Ereignisse erinnern. In seiner Kindheit war es die Liebe zu den Tieren am Bauernhof, die ihm Kraft gegeben hat und Geborgenheit vermittelte: *„Den Tieren habe ich alles anvertraut und auch das Gefühl gehabt, sie würden mich verstehen und einfach für mich da sein."*

Im Krieg und während seiner späteren Gefangenschaft in Russland war es die Gemeinschaft mit seinen Kriegskameraden, die ihn stärkte und ihn diese schwere Zeit überstehen ließ. So erzählte er weiter: *„Meine positive Grundeinstellung zum Leben und meine Kämpfernatur haben mich nicht verzagen lassen. Ich lebte immer mit der Hoffnung und Gedanken wie: Der nächste Tag wird besser, ich hätte es ja noch schlimmer erwischen können, es geht mir gar nicht so schlecht."*

Im zweiten Bericht erzählt ein Sozialarbeiter von seiner Betreuung eines traumatisierten Jugendlichen, der unter schwierigen sozialen Bedingungen aufgewachsen ist, und wie dieser Sinn im Leben findet:

Ich bin dir so dankbar!

> *„Ich arbeitete in einem Kinderwohnheim. In meiner Gruppe waren Kinder mit schweren traumatischen Erlebnissen wie zum Beispiel sexueller Missbrauch und schwere psychische Verletzungen. Ich war zuständig für M., der aus einer Migrantenfamilie stammte. Er war zwölf Jahre alt, die Situation im Heim bei seiner Ankunft war mit viel Frust und Ängsten verbunden. M. hatte einen behinderten Bruder, der von Geburt an weder gehen noch sprechen konnte. Der Bruder war zwei Jahre jünger als M. Er erzählte, die Behinderung seines Bruders war so belastend für die Eltern, dass man auf die Bedürfnisse von M. nicht eingehen konnte. Er musste jeden Tag viel Frust erleben.*
>
> *M. wollte oft in den Park gehen, aber die Erlaubnis wurde ihm entzogen. Er wurde quasi eingesperrt, bis er eines Tages aus dem Fenster sprang. Bewusstlos wurde er ins Krankenhaus gebracht und gefragt,*

warum er aus dem Fenster gesprungen sei. M. schilderte seine Lebensgeschichte und die nicht aushaltbare Situation. Im Krankenhaus fragte er den behandelnden Arzt, ob er für immer im Spital bleiben könnte.

Ich wurde von der psychiatrischen Klinik angerufen, mit der Bitte, M. einen Wohnraum im Kinderwohnheim zu organisieren. Die ersten Tage waren für M. ungewöhnlich, sehr deprimierend. Er sperrte sich in seinem Zimmer ein, wollte mit den Kindern nichts zu tun haben. Ich besuchte ihn in meiner Dienstzeit mehrere Male am Tag und versuchte einen Zugang zu ihm zu finden, bis er aufgemacht hat und mir die ganze Geschichte seiner Familie erzählt hat. Schließlich fuhr ich mit ihm zu seinen Eltern, um mir ein Bild von der Situation zu machen. Ich sah den Bruder unbeweglich auf dem Bett liegen und erlebte die Mutter als deprimierten Menschen auf einem Sessel sitzend. Sie bat mich, M. auf seinem weiteren Lebensweg zu begleiten. Ich fragte sie, wie sie ohne die Mithilfe von M. den Alltag bewältigen kann.

Dazu ist zu erwähnen, dass der Vater aus lauter Verzweiflung mit einem Teil des Geldes, das er verdient hatte, Glücksspiel betrieb. Ich erkannte, dass ich eine Vertrauensperson für M. werden musste. Ich brachte ihn zu einem mir bekannten Therapeuten, damit er dort Hilfe bekommt. Schließlich besserte sich seine Situation, und ich hatte ihm einige berufliche Optionen vorgeschlagen für eine Lehrausbildung. Er entschied sich für eine Ausbildung und begann in einem Betrieb, diesen Beruf zu erlernen und hatte nach drei Jahren einen erfolgreichen Abschluss. Danach war M. ohne Verabschiedung aus meiner Sichtweite getreten.

Einige Jahre danach hatte ich einen Termin in einem Amt und von hinten klopfte mir jemand auf meine Schulter. Ich drehte mich um und sah jemanden, den ich auf den ersten Blick nicht erkannte. Auf einmal sagte er: ‚Ich bin es: M. Du hast mein Leben gerettet. Ich bin dir so dankbar. Ich bin verheiratet, ich habe zwei Kinder und ich besitze eine kleine Autowerkstatt.'

Die Situation war für mich im ersten Moment unfassbar, aber dieses Ereignis hat mich so motiviert, dass ich mich weiter für schwer traumatisierte Jugendliche einsetze und Menschen in schwierigen Situationen beistehe."

Konsequenzen für psychotherapeutische Praxis und Sandspiel

Resilienz ist auf unterschiedlichen Wegen, aber nicht mit einem eindeutigen Rezept zu erwerben. Jedoch gibt es offensichtlich Möglichkeiten und Chancen, sie zu fördern. Am Beispiel der Beziehung zwischen Klient*in und Therapeut*in soll das im Folgenden erläutert werden.

Für den therapeutischen Prozess ist es von Bedeutung, die biografischen Hintergründe, aber auch andere auf Klient*innen einwirkende Einflüsse in Erfahrung zu bringen. Oft ist das Zusammenspiel von mehreren Faktoren für Vulnerabilität oder Resilienz ausschlaggebend, wobei auch individuelle Dispositionen eine Rolle spielen können.

Die zunehmend stabiler werdende Beziehung zwischen Therapeut*in und Klient*in bildet die Basis für interaktive Begegnung und wirkt dabei bindungsfördernd. Analytiker*in und Klient*in erschließen gemeinsam jene Potentiale, die durch Schwierigkeiten oder Traumatisierungen brachliegen und zu Störungen geführt haben. Sich gemeinsam mit dem/der Therapeut*in sowie mit den eigenen bewussten und unbewussten Prozessen auseinanderzusetzen, eröffnet dem/der Klient*in Wege zu positiver Entwicklung trotz psychischer Belastungen. Den Blick auf Ressourcen zu lenken, fördert resilientes Verhalten und initiiert die Erholung von traumatischen Erfahrungen sowie einen verbesserten Umgang mit akuten Stressbedingungen.

Die Plastizität des Gehirns sorgt dafür, dass der Mensch bis ins hohe Alter entwicklungsfähig bleibt. In dieser Hinsicht entspricht Resilienz dem von C. G. Jung als *Individuation* bezeichneten Weg zur *Selbstwerdung*, der gleichgesetzt werden kann mit einem lebenslangen seelischen Wachstumsprozess. Die Förderung von Resilienz wird durch die therapeutische Beziehung, die Wirkfaktoren der Analytischen Psychologie und durch explorative Sandbildgestaltungen angeregt. Die Arbeit mit Symbolen im Sand fördert die schöpferischen und heilenden Potentiale im Selbst.

Dies geschieht, indem im therapeutischen Prozess die Wahrnehmung für die individuelle unbewusste Dynamik sensibilisiert wird und es gelingt, das schöpferische Potential der Klient*innen gemeinsam mit ihnen zu entdecken. Eine besondere Möglichkeit dafür bietet die Methode des explorativen Sandspiels.

In den folgenden Kapiteln (6 bis 10) sollen zunächst theoretische Grundlagen der Analytischen Psychologie und des Sandspiels erläutert werden. Die anschließenden Fallvignetten (Kapitel 11) beschreiben die konkrete Anwendung der explorativen Methode in der Psychotherapie und die sich daraus ergebenden Wirkungen. Die gewählten Fallbeispiele stellen exemplarisch Menschen vor, denen es in verschiedenen Lebenslagen und unter unterschiedlichen Bedingungen gelungen ist, Stärke und Widerstandsfähigkeit zu entfalten.

6. Das „therapeutische Gefäß" als Schutzraum

Psychotherapie – Arbeit im geschützten Raum

Auf den Grundlagen von Sigmund Freuds Entdeckungen und Forschungsarbeiten zur Psychoanalyse entwickelten sich nach dem Zweiten Weltkrieg (1939–1945) in den westlichen Ländern verschiedene tiefenpsychologische Therapierichtungen. In der medizinischen Berufswelt gestaltete sich die Psychotherapie als ein professionelles Hilfsangebot bei psychischen Erkrankungen. Immer deutlicher hat sich Psychotherapie als wirksame Maßnahme der Lebenshilfe innerhalb der Gesundheitssysteme westlicher Gesellschaften erwiesen und berufspolitische Gremien arbeiten an der Einbindung von Psychotherapie in das Sozialversicherungssystem, sodass sie für betroffene Menschen finanziell leichter zugänglich wird.

Wirksame Psychotherapie ermöglicht ihren Klient*innen, dass sie ihr Leiden im spiegelnden Augenschein des/der Therapeut*in darstellen, verstehen und in Richtung einer befreienden Veränderung lösen oder verringern können. Da es sich in der Pathogenese, bei der Entstehung und Entwicklung psychischer Krankheiten, um oft jahrelange Einflüsse handelt, die häufig schon in früher Kindheit begonnen haben, dauert dieser Veränderungsprozess erfahrungsgemäß längere Zeit. Es ist ein diffiziles Geschehen aufmerksamer Zuwendung, situativer Gegenwärtigkeit und professioneller Kenntnisse über unbewusste Dynamiken, über das Zusammenspiel von Bewusstsein und Unbewusstem und über das der psychischen Funktionen in unterschiedlicher menschlicher Typologie. Psychotherapie bietet für diesen Prozess als erprobten Rahmen einen *geschützten Raum*, in dem im vertraulichen dualen Beisammensein von Therapeut*in und Klient*in ein *therapeutisches Bezugsfeld* entstehen kann, das Voraussetzung ist für den erwünschten Veränderungsprozess.

Beständig, freundlich, sicher

Es ist ein wichtiger Bestandteil der Psychotherapie, dass sie in einem Raum, der *Beständigkeit, Sicherheit* und eine *freundlich neutrale Atmosphäre* gewährleistet, stattfindet. Dies sind Setting-Bedingungen, die zwar je nach der Persönlichkeit des/der Therapeut*in (und auch des/der Klient*in) variieren, jedoch grundsätzlich eingehalten werden müssen.

Beständigkeit ist äußerlich dadurch gegeben, dass die Konsultationen stets im selben Raum und in einem genauen Zeitrahmen abgehalten werden, in einer regelmäßigen Terminfrequenz stattfinden und dass bei Beginn und Beendigung der Sitzungen Pünktlichkeit und ein gleichbleibender Ablauf zur Begrüßung und Verabschiedung eingehalten werden. Aus der Person des/der Therapeut*in wirkt Beständigkeit dadurch, dass der/die Klient*in damit rechnen kann, eine/n aufmerksame/n Zuhörer*in vor sich zu haben, der/die sich auf ihn/sie empathisch einstimmt, aber in seinem/ihrem persönlichen Bestand bewusst verhalten, aufgeräumt und abstinent bleibt. Das bedeutet, dass der/die Therapeut*in Anteil nimmt am Bericht des/der Klient*in, aber sich frei von Selbstvergleichen und frei von voreiligen Beurteilungen hält. Therapeut*innen verfügen über die in ihrer Lehrtherapie soweit erarbeitete Selbsterkenntnis, dass sie ihre Rolle verstehen und ihre therapeutischen Fähigkeiten kennen und einzusetzen wissen. An einer so gearteten verlässlich ausgeglichenen Beständigkeit kann sich allmählich auch in Klient*innen eine innere Haltung von Beständigkeit entwickeln, die die Aufmerksamkeit für den inneren Prozess ebenso ausbildet wie die Bereitschaft, diesen ausdauernd fortzusetzen. Beständigkeit gibt Vertrauen, und dies ermöglicht es den Klient*innen, im therapeutischen Dialog ihren eigenen Bestand zu erschließen.

Das Vertrauen des/der Klient*in gründet auf noch einem weiteren Faktor, der den geschützten Raum kennzeichnet, nämlich auf *Sicherheit:* Es ist selbstverständlich, dass der Therapieraum während der Sitzungen geschützt ist gegen unterschiedliche Störungen von außen, die die Aufmerksamkeit ablenken oder unterbrechen könnten (Lärm, Telefon, Anklopfen, usw.).

Der/die Therapeut*in achtet darauf, dass dennoch auftretende Störungen rasch abgewendet werden. Er/sie sieht sich auch verantwortlich dafür, dass durch die Raumausstattung, aber vor allem durch sein/ihr persönliches Verhalten und Wesen im Therapieraum eine *freundlich neutrale Atmosphäre* vorherrscht. Neutral meint dabei geistige Offenheit und konventionelle Ungebundenheit und eine gewisse Dezenz bezüglich der Raumausstattung, die wohl dem persönlichen Geschmack des/der Therapeut*in entspricht, jedoch unaufdringlich bleibt.

Besagte Atmosphäre im Therapieraum bleibt auch erhalten durch eine immer gleiche Ordentlichkeit von nur notwendigem Mobiliar und Dingen für den therapierelevanten Gebrauch (z.B. Materialien für kreative Techniken, einschlägige Bücher). *Freundlichkeit* der Person des/der Therapeut*in unterstreicht die wohlwollende Aufmerksamkeit und Zugewandtheit, die aber neutral, das heißt möglichst frei ist von Sympathieäußerungen und Beurteilungen sowie frei von jeglicher Auskunft über die private Welt des/der Therapeut*in. Diese neutralisierte Freundlichkeit betont für den/die Klient*in eigene Freiheit und damit die Unverfänglichkeit von Äußerungen in Bezug auf die Betroffenheit des/der Therapeut*in. Die Freundlichkeit des/der Therapeut*in sollte gewahrt bleiben, auch wenn heftige Emotionen und kontroverse Ansichten zum Ausdruck gebracht werden. In dieser Freundlichkeit ist auch besagte Beständigkeit gelegen.

Außerdem ist *Sicherheit* gewährleistet durch die gesetzliche Schweigepflicht über alle Inhalte der Therapiesitzungen.

Innere Sicherheit

Diese außen garantierte Sicherheit ermöglicht die Entwicklung einer inneren Sicherheit, dass gerade die von Verletzlichkeit, Angst oder Scham umgebenen Themen angesprochen werden dürfen und sollen. Das Leiden geht hervor aus dem Konfliktfeld von Lebendigkeit und deren Unterdrückung. Was sich dereinst, vielleicht in frühen Kindheitstagen, im Wirkgeschehen zwischen Anlage und Umwelt entwickelt hat, ist zu einem innerpsychischen Problem geworden, weil die entsprechende Schmerzempfindung (Scham, Trauer, Verzweiflung, Wut, Angst) aus der Wahrnehmung des betreffenden Menschen verdrängt werden musste, wodurch sich ein Abwehrsystem im Sinne der selbstentfremdenden Anpassung etabliert hat. Die neurotische Abwehr bildet ein emotionales Gefüge hoher Verletzlichkeit mit forcierter Selbstverteidigung oder voreiligem Rückzugsverhalten. Dieses Abwehrsystem zu durchdringen bedarf der Sicherheit, die im Rahmen des Therapieraums geboten ist und die es den Klient*innen allmählich erlaubt, die Wahrnehmung für ihre Verletzlichkeit und all deren negative Gefühle zu schärfen. Die Erfahrung von Beständigkeit und Sicherheit im geschützten Therapieraum macht es allmählich möglich, Verstimmungen, Albträume, negative Phantasien, Gefühlsinhalte und Gedanken zu empfinden, anzunehmen und sprachlich zum Ausdruck zu bringen. Es gilt, das im neurotisierenden Anpassungsprozess gewachsene Unsicherheitsgefühl abzubauen.

Im geschützten Therapieraum und durch den therapeutischen Dialog wird ein Weg von Entspannung und Vertrauen bereitet. Lockert sich die Abwehrspannung, werden einerseits verborgene Wünsche, kreative Impulse der Selbstgestaltung und Lebenslust geweckt und andererseits die schmerzliche Unzulänglichkeit seiner selbst erkennbar. Es wird beispielsweise die ängstliche oder zornige Lebensverneinung bewusst erfahrbar, die verkrampfte Kritik- und Konfliktbereitschaft, die vielfach im Außen ausgetragen wird, aber indirekt letztlich meist von autoaggressiven Elementen herrührt. Oder es zeigt sich die überhebliche, beziehungsweise entwertende Fehleinschätzung der Realität, anderer Personen oder seiner selbst.

All dies sind die Themen, die innerhalb der therapeutischen Beziehung zu beachten und zu bearbeiten sind.

Das therapeutische Bezugsfeld

Der Mensch ist auf Beziehung angelegt. Mit einem Zitat des Religionsphilosophen und Theoretikers des „dialogischen Prinzips" Martin Buber (1878–1965) soll die weitreichende Dimension von Beziehung und Gegenseitigkeit angedeutet werden: *„Beziehung ist Gegenseitigkeit. Mein Du wirkt an mir, wie ich an ihm wirke. Unsre Schüler bilden uns, unsre Werke bauen uns auf. Der ‚Böse' wird offenbarend, wenn ihn das heilige Grundwort berührt. … Unerforschlich einbegriffen leben wir in der strömenden All-Gegenseitigkeit."* (Buber 1997, S. 23).

Wie bereits im Kapitel 3 ausgeführt kann sich das Neugeborene als psychosomatisches System nur in einer ausreichend guten Beziehung gesund entwickeln. Dies geschieht, wenn in allen Handlungen für den elementaren Lebenserhalt genügend Bindungsqualitäten mitgegeben sind, nämlich Geborgenheit, liebevoller Sinneskontakt mit einer beständig gleich bleibenden Bezugsperson (meist die Mutter), angenehme, entsprechende Umgebung (Licht/Dunkel, Wärme/Kühle, Festigkeit/Weichheit, Geräusche, Stimme und Klang usw.) und Schutz gegen zu starke Reize. Für einen gesunden Beziehungsaufbau ist von Anfang an unbedingt die Fähigkeit der Mutter oder der wichtigsten Bezugsperson notwendig, feinfühlig wahrzunehmen und alle Befindlichkeitsäußerungen des Säuglings richtig zu deuten und zu beantworten. Solch mütterliches Verhalten ist instinktiv affektregulierend sowie Halt gebend und Grenzen wahrend.

Mangelt es der Mutter an dieser gesunden Bindungsfähigkeit, entwickeln sich im psychosomatischen System des Säuglings von Anfang an symptomatische Überlebensstrategien, um sich Defiziten und überwältigenden Übergriffen anzupassen und die entsprechende Not zu überstehen. Symptome, die manifest geworden sind, beeinträchtigen in allen weiteren Entwicklungsstufen die freie Entfaltung der Persönlichkeit, wenn sich nicht durch andere förderliche Beziehungen Räume der lösenden Aufarbeitung und der Erprobung alternativer Verhaltensweisen eröffnen als jene, die durch negative Einwirkung entstanden sind. Widerstandsfähigkeit gegen eine defizitäre und beeinträchtigende Umwelt hängt von einer positiven Beziehungserfahrung ab.

Wenn *ein* Mensch oder *eine* gefahrlose Nische von wesentlich freundlicher Atmosphäre in einem negativen Umfeld Ausgleich ermöglichen kann oder sich auch in einer späteren Zeit eröffnet, ist positive Entwicklung möglich. Eine angeborene, instinktive Selbstregulation setzt im Psyche-Soma-System bei belastenden Einwirkungen Ausgleichsdynamiken in Gang, die nach System-Optimierung trachten. Überfordernde traumatisierende Einwirkungen aber brauchen mit erheblichem Aufwand an Zeit und Geduld ein beruhigendes, ausgleichendes Beziehungsgeschehen zur Verarbeitung, damit ein positiver Ausgleich durch die Integration negativen Erlebens erfolgen und Normalisierung wiederhergestellt werden kann.

Dies sind auch die Zielsetzungen von Psychotherapie, nämlich einen geschützten Raum und ein therapeutisches Bezugsfeld zu bieten. Ähnlich den Merkmalen einer positiven Urbeziehung zwischen Mutter/Hauptbezugsperson und Kind sind auch die Parameter des psychotherapeutischen Geschehens in den ideellen Qualitäten des Resonanzraums zwischen Therapeut*in und Klient*in gelegen: Geborgenheit und Sicherheit, gewährende Offenheit, Verständnis, Unterstützung, Anregung, Förderung auch im Sinn von konstruktiver Kritik kennzeichnen modellhaft die Beziehung, die Klient*innen eine ihre Symptome überwindende Entwicklung ermöglicht.

Der fachspezifische Kontext einer Psychotherapie hinterlegt die Vorgehensweise in Setting und Methodik. Immer aber bleibt die Persönlichkeit des/der Therapeut*in ausschlaggebend für die Art und Weise des intersubjektiven Zusammenspiels im Wirkraum einer Psychotherapie.

C. G. Jung meint zu der Thematik, wie sich die individuelle Persönlichkeit des/der Therapeut*in auswirkt, mit sehr klaren Worten in Bezug auf seine eigene therapeutische Tätigkeit (Jung 1995, GW, Bd. 16, § 2, S. 17):

> *„Da aber alles Lebendige immer nur in individueller Form vorkommt und ich über das Individuelle des anderen immer nur das aussagen kann, was ich in meinem eigenen Individuellen vorfinde, so stehe ich in der Gefahr, entweder den anderen zu vergewaltigen oder selber dessen Suggestion zu unterliegen. Ich muss daher wohl oder übel, insofern ich überhaupt einen individuellen Menschen psychisch behandeln will auf alles Besserwissen, auf alle Autorität und alles Einwirkenwollen verzichten. Ich muss notwendigerweise ein dialektisches Verfahren*

> *einschlagen, welches nämlich in einer Vergleichung der Befunde besteht. Dies wird aber erst möglich dadurch, dass ich dem anderen Gelegenheit gebe, sein Material möglichst vollständig darzustellen, ohne ihn durch meine Voraussetzungen zu beengen. Durch diese Darstellung wird sein System auf das meinige bezogen, wodurch eine Wirkung in meinem eigenen System erzeugt wird. Diese Wirkung ist das einzige, was ich in individueller Hinsicht und legitimer Weise meinem Patienten gegenüberstellen kann.“*

Jung weist mit diesem Zitat auf die „Verstrickungsgefahr“ hin, die es in der therapeutischen Beziehung aufzudecken und zu bearbeiten gilt. Dies ist der schwierige Prozess des Bewusstwerdens durch die Analyse von Übertragung und Gegenübertragung sowie deren projektiver Dynamiken. Das Einhalten des Settings und das Abstinenzprinzip sind die Rahmenbedingungen, die das „dialektische Verfahren“ sichern.

Theoretische Kernelemente der Analytischen Psychologie von C. G. Jung werden im folgenden Kapitel dargestellt.

7. Psychotherapeutisch begleiten und Resilienz fördern

Die Analytische Psychologie nach Carl Gustav Jung

Als im Jahr 1900 das Jahrhundertwerk von Sigmund Freud „Traumdeutung" erschien, war C. G. Jung Assistenzarzt an der Psychiatrischen Klinik Burghölzli in Zürich. Die Lektüre dieser Schrift begeisterte den jungen Arzt für die Psychoanalyse. Er fand in Freuds Theorie vom Unbewussten und den Verdrängungsmechanismen sowie in seiner „Gesprächskur" seine eigenen Ansichten als Psychiater bestätigt. In der Folgezeit begann ein reger Briefaustausch, es kam zu Besuchsfahrten von Jung nach Wien, zu einer gemeinsamen Vorlesungsreise in die USA, Jung wurde Präsident der „Internationalen psychoanalytischen Vereinigung" mit Sitz in Zürich und galt als der „Kronprinz" von Sigmund Freud. Die Freundschaft endete allerdings in grundlegenden Meinungsverschiedenheiten im Verständnis von Träumen und Symbolen und über die Bedeutung der Sexualität. In seinem 1912 erschienenen Werk „Wandlungen und Symbole der Libido" weist Jung mit umfangreichem mythologischem Material die mythischen und geistigen Aspekte der Libido nach. In Abgrenzung zu Freud nannte Jung seine Wissenschaft ab 1913 *„Analytische Psychologie"* und *„Komplexpsychologie"*.

In Verbindung mit der Trennung von Freud erlebte Jung eine tiefe persönliche Krise, aus der er sich in einem mehrjährigen introspektiven Prozess der forschenden Auseinandersetzung mit seinen inneren Erfahrungen befreite. Auf ihn traf zu, was die Psychotherapeutin Brigitte Dorst in ihrem Buch „Resilienz" (2015, S. 57) feststellt: *„Indem wir den Sinn einer Krise für unser Leben zu begreifen suchen, überstehen wir nicht nur die Krise, wir ahnen etwas vom Sinn unseres Lebens überhaupt, können manchmal erkennen, in welche Wandlungsprozesse uns das Leben auf dem Weg der Individuation schickt."*

In dieser Phase entwickelte C. G. Jung eine Technik im Umgang mit inneren Phantasien, die er *Aktive Imagination* nannte. Er fand im Studium gnostischer Philosophie und in der Alchemie historische Vorlagen und Parallelen zu dem psychischen Entwicklungsprozess, den er *Individuation* nannte. Auf der Basis seiner Religionen und Kulturen vergleichenden Forschungen entwickelte er die *„Archetypenlehre"* und die These vom *kollektiven Unbewussten* sowie die Konzepte seiner *Ich-Selbst-Psychologie.*

Dem tiefenpsychologischen Verständnis nach findet das Menschenleben im Zusammenwirken zweier weltfassender Systeme statt, dem Bewussten und dem Unbewussten. Einander wechselwirksam bedingende physiologische und psychische Wachstumsprozesse steuern deren Ausprägung im Bezugsfeld zwischen Anlage und Umwelt, also zwischen den inneren, genetischen und den äußeren, milieurelevanten Daseinsbedingungen. Als Zentrum des Bewusstseins entwickelt sich von Anfang an innerhalb der ersten Lebenszeit, je nach der Leiberfahrung und emotionalen Atmosphäre im ersten Mutter-Kind-Sein, also an den Berührungsstellen zwischen Subjekt und Objekt, ein autonomes komplexes Bewusstseinssystem, *das Ich.* Es sorgt als Identifikationskonstante durch das ganze Leben im Anpassungsgeschehen zwischen innerer und äußerer Wirklichkeit für die Selektion und Anordnung der Bewusstseinsinhalte. Seine Funktionen sind nach C. G. Jung die der Wahrnehmung (Empfindung und Intuition) und die der Beurteilung (Fühlen und Denken). Als Zentrum des Bewusstseins ordnet das Ich alle Bewusstseinsinhalte in Bezug auf es selbst an. Dies begründet im Ichbewusstsein des Menschen die Sicht, alles, dessen er sich bewusst ist, als ein Gegenüber innerhalb seines Bewusstseinshorizonts zu sehen und sich im Zentrum dessen. Der Mensch weiß auch um die Begrenztheit seines Bewusstseins. Es grenzt an das Unbekannte außen und an das Unbewusste innen.

Der dritte Weg – das Konzept der transzendenten Funktion

Eine psychodynamische Tendenz drängt als Neugier, Forscher- und Entwicklungsdrang oder als Verbesserungswille nach Grenzüberschreitung und damit nach Bewusstseinserweiterung. Jung nannte diese Entwicklungsdynamik *transzendente Funktion.*

> *„Wenn sich ein Mensch festgefahren oder durch traumatischen Rückzug in sich selbst eingekapselt fühlt, dann bringt die Energie der Transzendenten Funktion als prozessorientierte Energie wieder Bewegung in die Psyche, und die Lebensenergie kann sich neuen Zielen zuwenden. Es geht um eine Energie die sowohl intrapsychisch, interpersonal, aber auch transpersonal wirkt und ermöglicht, zwischen verschiedenen Perspektiven hin- und herzupendeln […]. Sie lässt uns Gegensätze überwinden und in eine neue innere Haltung hineinwachsen, die jenseits eines Entweder-Oder das paradoxe Miteinander des Sowohl-als-auch umspannt“.* (Wirtz 2018, S. 217 f.).

Die transzendente Funktion ermöglicht dem Menschen Lern-, Veränderungs- und Entwicklungsprozesse, indem sie Reaktions- und Handlungsmotive aus dem Unbewussten hervorbringt. Sie ermöglicht dem Menschen das Bewusstsein, in Bezug zu stehen zu einem das Ichbewusstsein umfassenden, größeren Ganzen. Dieses größere Ganze nannte Jung *das Selbst.*

Das Selbst als Brennpunkt und Zentrum des Unbewussten wirkt, tiefer liegend als die Ebene der Alltagsanpassungen und Konflikte, in umfassenderen Unterströmungen ordnend und zentrierend auf die Welt des Ichbewusstseins ein. Es ordnet im Unbewussten Themenfelder zu Komplexen an, die sich im Lauf des Lebens, situationsbedingt, ins Bewusstsein einspielen. Im Erleben des Menschen erzeugt das Selbst, oft gerade in schwierigen, konflikthaften Situationen über die transzendente Funktion ein zuweilen wundersames Geschehen, das neben dem Konflikt einen *dritten Weg* zeigt: eine unerwartete Gelegenheit, eine zuvor unvorstellbare Wendung, die eine alternative Sicht und Deutung der Realität eröffnet.

Dadurch werden lebensgerechtere Problemlösungen möglich, als reine Verstandesüberlegungen sie zustande bringen würden.

Mit dem Selbst liegt im Unbewussten also eine psychodynamische Potenz – ein anordnendes Wirkfeld – vor, woraus Orientierung, Weisheit und Neuordnung im Leben hervorgehen können. Dazu ist es erforderlich, dass der Mensch seinem Ichbewusstsein nach willentlich fähig ist, dieser inneren Dynamik – gleichsam wie einer inneren Stimme – zu folgen. Das Unbewusste zeigt sich in der Bild- und Symbolwelt der Phantasie. Diese wahrzunehmen und richtig einzuschätzen bedarf einer Introspektions- und Reflexionsfähigkeit, analog der richtigen Einschätzung der äußeren Realität. Die Entwicklung der Fähigkeiten, als unabhängig freies Individuum den inneren Vorgaben, auch entgegen äußeren Ablenkungen und Einwänden, zu folgen, also seine Realitätsanpassung integrativ vorzunehmen, ist das Ziel des Prozesses, den Jung *Individuation* nannte. Damit ist der mögliche idealpsychische Lebensweg der Menschwerdung nachgezeichnet, wie sie in vielen mythischen Geschichten und Entwicklungsromanen beschrieben ist: nämlich der Mensch zu werden, der man seinen Anlagen nach ist und als der man seinen schöpferischen Fähigkeiten entsprechend leben möchte und soll.

Potential im Unbewussten

Zurück zum Ich: Entgegen den Expansionsstrebungen der transzendenten Funktion bildet sich mit dem Ichkomplex ein strukturelles *Abwehrsystem* aus. Es bewahrt und schützt das Ich in seinem Bewusstseinsstand mittels Verdrängung und Selektion im Bereich der Wahrnehmung. Verdrängte Inhalte aus überwältigendem, beschämendem, kränkendem Erleben oder mit dem Selbstverständnis der Person unvereinbarendem Wünschen, Denken und Handeln bleiben im Persönlichkeitssystem unbewusst erhalten. Das Unbewusste ist somit eine Art verborgener Gedächtnisspeicher verdrängter Erfahrungen, die im Laufe des Lebens nach Verarbeitung und Eingliederung ins Bewusstsein drängen, oft auch in Form störender, neurotischer Symptome.

Darüber hinaus ist das Unbewusste das schier unerschöpfliche Potential aller Persönlichkeitsveranlagungen eines Menschen. Es ist damit die Quelle all seiner schöpferischen Antriebe zur Lebensgestaltung, die – die lebenserhaltenden Elementartriebe weiterführend – ideelle Wertewelten schaffen. Diesen Bereich des Unbewussten nannte C. G. Jung, im Unterschied zum *persönlichen* Unbewussten, das *kollektive Unbewusste.* In ihm liegen instinkthafte, humanspezifische, geistige Anlagen genetisch vor. Jung nannte sie *Archetypen.* Es sind dies angeborene Dispositionen, die, entsprechend den Körpersensationen der Wahrnehmung, das Wahrgenommene zu spezifisch menschlichen Anschauungen formen.

Archetypen sind die Kernelemente von *Komplexen,* jenen Grundstrukturen im Unbewussten, in welche psychisches Erleben durch die zentrierende Dynamik des Selbst thematisch zusammengefasst und in Vorstellungsbereiche angeordnet wird. Die Inhalte der inneren Komplexlandschaft eines Menschen sind gegeben mit allen existenziellen Grundthemen: Angst, Schuld, Macht, Rivalität, das Verhältnis zwischen Eltern und Kindern, zu Autoritäten, Personen des anderen Geschlechts, der Sinnfrage des Lebens, des Werdens und Sterbens, dem Weltverständnis und Gottesbild in Zeit, Endlichkeit und Ewigkeit. Sie entstehen durch emotionale Reaktionen auf die atmosphärische Qualität des Lebensraums eines Menschen. Diese ist deshalb von entscheidender Bedeutung für seine geistige und emotionale Entwicklung. Über hirnphysiologische, neurologische Speicher- und Ausbauprozesse prägt die Beschaffenheit eines Milieus im Zusammenwirken mit den Anlagen des Menschen die Qualitäten und Inhalte der Phantasie, der Gefühls- und Gedankenwelt und die Gesamtentwicklung seiner Persönlichkeit. Je nach Reife- und Freiheitsgrad seiner Persönlichkeit (Individuation) wirkt der Mensch verändernd auf seine Umwelt ein. Bewusstes und Unbewusstes, Ich und Selbst, stehen also, diesem Menschen- und Weltverständnis nach, so wie Innen- und Außenwelt, wie Geist, Seele und Materie in einem wechselwirkenden Verhältnis und sind kongruente Bereiche *einer* Wirklichkeit.

Resilienz in der Analytischen Psychologie

Auf Grund der bereits in Kapitel 5 erwähnten Forschungen wissen wir, dass der Mensch nicht wie ursprünglich angenommen resilient geboren wird, sondern ein Leben lang Resilienz entwickeln kann. Hier setzt der Individuationsgedanke C. G. Jungs an, demnach der Mensch bis ins hohe Alter entwicklungs- und reifungsfähig ist. Mit dieser bereits im vergangenen Jahrhundert vertretenen Sichtweise war Jung seiner Zeit voraus.

Wie zuvor erläutert ist es das Ziel der Analytischen Psychologie, in der Therapie kreative Prozesse zu begleiten. Diese fördern Resilienz. Die Auseinandersetzung mit dem Unbewussten, mit den nächtlichen Träumen und Symbolen, deren Deutung und behutsame Begleitung durch den/die Therapeut*in initiieren den Individuationsprozess. Sie richten den Blick auf das finale Geschehen und auf Lösungsstrategien. Bisher ungeahnte psychische Fähigkeiten und Ressourcen, positive Emotionen und Optimismus können erfahren und erprobt werden.

In Lebenskrisen steckt oft eine mögliche Sinnbotschaft. Um ihre positiven und heilenden Aspekte hervorzuheben, kommt die Methode des kreativen und explorativen Sandspiels zum Einsatz.

Das Sandspiel ist aufgrund seines niederschwelligen und spielerischen Zugangs und wegen seiner konkret „handgreiflich“ mit Imaginärem verknüpfenden Gestaltungsart eine besonders gut geeignete Methode, kreative Prozesse zu beleben. Es erweitert Symbolisierungsfähigkeit sowie Problemverständnis und fördert somit Resilienz.

Diese kreative Methode wird vielfach in der Kinderpsychotherapie angeboten und ermöglicht, gleich wie Kindern so auch Erwachsenen, einen Zugang zu vorbewussten und unbewussten Inhalten durch eine spezifisch spielerische Gestaltung.

Im folgenden Kapitel wird auf historische und theoretische Aspekte des Sandspiels genauer eingegangen.

8. Sprechender Sand

Weltspiel und Zen-Gärten – historische Aspekte des Sandspiels

Als Begründerin des Sandspiels gilt die Schweizer Psychotherapeutin Dora Kalff (1904–1990). Die theoretische Basis, auf der sie das Sandspiel entwickelt hat, ist die Analytische Psychologie C. G. Jungs.

Zusätzlich zu den Grundlagen der Analytischen Psychologie nannte Dora Kalff die *„Worldtechnique"* von Margaret Lowenfeld (1890–1970) und buddhistische Meditationsformen als zwei weitere Erlebensbereiche, die für die Entwicklung ihrer Methode des Sandspiels maßgeblich waren. Und immer waren damit persönliche Begegnungen verbunden. 1950 traf Dora Kalff auf den japanischen Zen-Meister Daisetz T. Suzuki, dessen Unterweisungen der Zen-Meditation wegbereitend waren für die Verbreitung des Buddhismus im Westen. 1956 ging Dora Kalff für ein Jahr nach London, um bei Margaret Lowenfeld, einer bekannten Kinderärztin und Psychiaterin, am „Institute of Child Psychology" die von ihr entwickelte *„Worldtechnique"*, auch unter *„Weltspiel"* bekannt, zu beobachten und Erfahrungen des kindlichen Spiels in psychiatrischem Kontext zu sammeln.

Lowenfeld vertrat die Ansicht, dass das kindliche Spiel an sich therapeutische Wirkung habe, und ermöglichte den Kindern in ihrer kinderpsychiatrischen Ambulanz, in Sandwannen mit unterschiedlichem Spielmaterial (Häuschen, Tier- und Menschenfiguren, Fahrzeugen, Steinen, Hölzern usw.) ganze Anlagen zu bauen und frei zu spielen. Die diagnostischen und therapeutischen Möglichkeiten des *„Weltspiels"* erwiesen sich als offensichtlich. Nach ihrer Rückkehr nach Zürich entwickelte Dora Kalff ihre spezifische Form und nannte sie *„Sandspiel"*.

1959 nahm Dora Kalff einen vor der chinesischen Invasion in Tibet geflüchteten buddhistischen Mönch bei sich auf. Es wurde eine fruchtbare Begegnung, über die Dora Kalff auch den tibetischen Buddhismus kennen lernte. Der Mönch lebte acht Jahre in ihrem Haus (vgl. Gontard 2007, S. 125). Den wertvollen philosophischen und religiösen Konnex mit asiatischen Denktraditionen hatte auch schon C. G. Jung hervorgehoben (GW. Bd. 16, 1995, §532, S. 311): *„Stärkste Ausdrücke der inneren Einheit oder des Einheitserlebnisses (der unio mystica) finden sich bei unseren Mystikern und vor allem in der Philosophie und Religion Indiens sowohl wie in der Taoistischen Philosophie Chinas und dem Zen Japans."*

Die Entstehungsgeschichte des Sandspiels von Dora Kalff und seine genannten Wurzeln (kindliches Spiel in der Lowenfeldschen „*Worldtechnique*", Tibetischer Buddhismus, Zen-Meditation, Analytische Psychologie) machen verständlich, welche atmosphärische Qualität diesem spezifischen Angebot im therapeutischen Rahmen innewohnt (vgl. Kalff 1996, S. 154ff.).

Forschende Zwiesprache mit dem Medium Sand

In einer Sandspieleinheit werden auch von Erwachsenen alle Faktoren des kindlichen *Spiels* erlebbar, etwa die konzentrierte Präsenz bei gleichzeitig völliger Freiheit und Absichtslosigkeit, die neugierige Offenheit auf das, was da entsteht, und die Sicherheit, dass von außen kein abwertendes Urteil über das eigene Tun gefällt wird. Durch die Anwesenheit des/der beobachtenden Therapeut*in ergibt sich eine vertrauliche Beziehungsqualität von Teilhabe und damit anhaltendem, gemeinsamem Interesse. Die Gemeinsamkeit als Beziehungsraum ist, adäquat dem räumlichen Rahmen des Arbeitsfeldes im Sandkasten, Eingrenzung, Schutz (etwa vor affektiver Entgrenzung) und konkrete Realität. Wie im freien kindlichen Spiel, speziell unter der Anwesenheit eines/einer wohlwollenden Beobachters*in, so erschließt sich für den/die Klient*in als Individuum in der Einheit von Interesse, Gestaltungslust und Impulsivität im Sandspiel eine *existenzielle Verbundenheit innerhalb von Raum und Zeit.*

Der spielende Mensch ist – betrachtet unter dem Zeitaspekt – verbunden mit aktuell Gegenwärtigem und biographisch Zurückliegendem, und er ist in seinem Gestaltungseifer erfüllt von hoffender, auf Zukunft gerichteter Lebensmotivation. Unter dem Raumaspekt betrifft die existenzielle Verbundenheit des Menschen den Lebensschauplatz als äußere Situation in Verschränkung mit seiner inneren Erfahrungs- und Wunschwelt. Der spielende Mensch erlebt sich selbst tätig im lebendigen Wechselspiel von manifester und potentieller Wirklichkeit und damit auch von Bewusstem und Unbewusstem. Immer spielt in der Therapieeinheit die konkrete Dyade, die dialogische Intersubjektivität zwischen Ich und Du von Klient*in und Therapeut*in eine wesentliche Rolle zur Konsolidierung der existenziellen Verbundenheit im Raum-Zeit-Kontinuum.

Vom Standpunkt der Analytischen Psychologie aus betrachtet wäre diese existenzielle Verbundenheit therapeutisches Ziel und Anzeichen dafür, dass die Psychodynamik der Selbstregulation in Gang gesetzt ist, Ich und Selbst im psychischen Feld korrelieren und Resilienz bestärkt wird.

Die konkrete Figurenwelt erlangt im gestaltenden Tun subjektive Bedeutung und wird symbolisch (vgl. Paß 2013, S. 40 ff.). Die Vieldeutigkeit des Symbolischen ermöglicht im Nachsinnen und deutenden Spüren das In-Gang-Kommen einer transformativen Dynamik (transzendente Funktion), die neue Einsicht, Sinn und Erkenntnis aufleuchten lässt. Weiterführende Reflexion und Anwendung in konsequentem Handeln sollen in der Folge zu jenen Einstellungs- und Verhaltensänderungen führen, die Ziel einer Therapie wären.

So wie im therapeutischen Gespräch Sprache das Medium ist, welches interpersonal zwischen Ich und Du und intrapsychisch zwischen Ich und Selbst vermittelt, so sind im Sandspiel der intersubjektive Resonanzraum und das nonverbale Tun im Gestaltungsraum des Sandfeldes das vermittelnde Medium zur Konsolidierung existenzieller Verbundenheit.

Das nonverbale Tun des Sandspiels, seine Stille, seine Wachheit und gleichzeitige Entspanntheit kommen dem nahe, was Dora Kalff durch *Meditation* in Erfahrung gebracht hat. Auch dabei spielt die Korrelation von Ich und Selbst eine wichtige Rolle. Im Unterschied zum Fokussieren, Darstellen und Bearbeiten von imaginativen Inhalten durch kreative Methoden (wie dem Sandspiel) schult die Meditation nicht die Beachtung von Inhalten (Vorstellungen, Gedanken, Gefühlen, Sinneswahrnehmungen), sondern legt das Augenmerk vielmehr im jeweilig gegenwärtigen Moment auf Form und Ablauf, auf das Kommen und Gehen körperlicher und seelisch-geistiger Phänomene, ohne sie festzuhalten und zu bearbeiten. Nur das wache, beobachtende Wahrnehmen wird geübt und Gelassenheit gegenüber allem Inhaltlichen von Gedanken, Gefühlen, Körpersensationen und sensorischen Wahrnehmungen. Diese Distanzierung und *Entidentifikation* des Ichstandpunktes von Gefühlsinhalten kann eine gute relativierende Wirkung haben auf psychische Probleme. Ohne Bewusstwerdung und Aufarbeitung werden sich diese allerdings nicht lösen (vgl. Gontard 2007, S. 125 ff.).

Wo die Psychotherapie der Analytischen Psychologie in der Bewusstwerdung unbewusster Konflikte, in der Verarbeitung und Befreiung komplexgebundener Emotionen und in der Annäherung an archetypische Inhalte einen Menschen unterstützen kann, über die Konflikt- und Alltagsebene hinaus wach zu werden für die umfassendere Ebene des Selbst, nähert sie sich der Ausrichtung von Meditation auf die spirituelle Erfahrung. Sie ist der wesentliche Sinn der Meditation. Ziel der Psychotherapie bleibt die Bearbeitung und Lösung lebenseinschränkender psychischer Probleme.

Landschaft als Kulisse

Die Lyrikerin Rose Ausländer (1901–1988) drückt poesievoll aus, wie sehr der Mensch mit der Landschaft seiner Herkunft verbunden ist (2018, S. 17):

Bukowina II

Landschaft die mich
erfand

wasserarmig
waldhaarig
die Heidelbeerhügel
honigschwarz

Viersprachig verbrüderte
Lieder
in entzweiter Zeit

Aufgelöst
strömen die Jahre
ans verflossene Ufer

Zur Beachtung des meditativen Gehaltes im Sandspiel soll ein weiteres Charakteristikum desselben erwähnt werden, nämlich seine *Affinität zu Landschaft.* Mit den Naturelementen Erde (Sand, Steine, Flora, Fauna) sowie Wasser, Luft und Feuer (Energie, Dynamik) ist für das Sandspiel ein Angebot zur Gestaltung einer Topographie nahegelegt. Dieses regt an, darin Landschaften und Kulturanlagen (Gebäude, Siedlungen, Wege, Straßen, Bahnverbindungen, Produktionsstätten) „en miniature" zu errichten.

Landschaft ist die ursprüngliche, natürliche Gegebenheit, in der die soziokulturelle und familiäre Weltbeheimatung des Menschen erfolgt. Der Ort, an dem man aufwächst, und seine Geographie sind verschiedenen Grades prägend. Es kann angenommen werden, dass dieser Prägung eine archetypische psychische Disposition entspricht, wie sich Landschaft auf das Ausbilden von Mentalität und Gemüt auswirkt. Landschaft ist die Kulisse für die Projektions- und Identifikationsprozesse der Weltaneignung, d.h. der Beseelung des Lebensortes, in dem der Mensch sich im Augenblick und im Ganzen seiner Lebenszeit vorfindet. Schauende Teilhabe am kosmisch geordneten Vitalraum Natur, Herausforderung zu Auseinandersetzung und kraftvollem Bestehen oder Überwältigt-Sein und Ohnmacht, Ehrfurcht oder auch Angst, kreative Gestaltungslust und Besitznahme oder nur erholsames Verweilen und genießendes Sein bewegen den Menschen im freien Naturaufenthalt. Alle Fantasien seiner Vorstellungswelt können ihm dabei symbolisch zur lebendigen Erfahrung werden. So kann Landschaft menschlicher Betrachtung symbolische Spiegelung psychischer Inhalte gewähren. Das aktive Gestalten einer Landschaft im Sandspiel birgt die Möglichkeit, zum projektiven Akt natursymbolischer Veräußerung entsprechend der inneren Themenlandschaft des Menschen zu werden.

Dass gerade in Japan, dem Land der Zen-Gärten, des Bonsai und des Ikebana, und seinem Symbolverständnis von Landschaft, Natur und Elementen das Sandspiel in der dortigen Psychotherapieszene (vgl. Gontard 2007, S. 128) auf besonderes Interesse gestoßen ist, wird am Landschaftscharakter von Sandbildern begreiflich. Zen-Gärten sind Symbolgestaltungen elementarer Naturformen von genauer Ordnung, weltanschaulichem Sinn, spiritueller Bedeutung. In der intuitiv symbolischen Gestaltung im Sand spielt eine entsprechend naturgeltende Bedeutung eine Rolle ohne jegliches weltanschauliche Reglement. Aus kollektivpsychischem, archetypischem Grund her wirken Ordnungsprinzipien der Raumorientierung, des ästhetischen Gefühls und der Dynamik von Richtungen auf die Gestaltung ein.

Lebensabend – Bericht einer Klientin

Mit dem nun vorgestellten Bericht einer Klientin soll die psychotherapeutische Wirkung und die Förderung von Resilienz im Sandspiel verdeutlicht werden. Die meisten Beschreibungen von Sandbildern stammen aus Protokollen von Therapeut*innen. Die folgende Darstellung hat insofern Seltenheitswert, als die Klientin selbst ein schriftliches Dokument zur Verfügung gestellt hat, in dem sie darlegt, was sie beim Errichten eines Sandbildes erlebt hat und wie ihr dies in weiterer Folge geholfen hat, Klarheit, Festigkeit und Akzeptanz über ihre Lebenssituation zu erlangen.

Die Klientin, dreiundsiebzig Jahre alt, befand sich zur Zeit der Entstehung des Sandbildes im vierten Therapiejahr. Sie kam, um psychische Unterstützung für sich zu finden bei der Begleitung ihres Mannes in seinem Sterbeprozess. Aufopfernd und liebevoll war sie an seiner Seite und pflegte ihn über ein Jahr lang bis zu seinem Tod in einer Palliativstation. Während der anschließenden Jahre durchlebte die Klientin in ihrem Trauerprozess depressive Phasen der Verlassenheit, Verzweiflung, Orientierungslosigkeit und Lebensmüdigkeit. Nur mit großer Anstrengung gelang es ihr, die Mühen des Alltags zu bewältigen, das ansehnliche Vermögen ihres Mannes zu ordnen und das Erbe an ihre beiden erwachsenen Kinder für die Zeit nach ihrem eigenen Tod zu regeln. Als dies alles schließlich getan war, fühlte sie sich erschöpft und in einer großen Leere. Es war ihr nicht vorstellbar, für ihr Alter noch Sinn und Lebensinteresse zu finden. In dieser Analysezeit entstand ein Sandbild, über das sie selbst berichtet.

Durch den Spiegel ins andere Land

„Was ich während der letzten Sandspielstunde und im Anschluss daran erlebte, war für mich so beeindruckend, dass ich es aufgeschrieben habe:

Ich kam in die Analysestunde in einem niedergeschlagenen, missmutigen Zustand. Ich wusste nicht, was darüber zu reden, wollte mich nicht wiederholen im Analysieren meiner Lebenssituation. Damit hatte ich schon viele Stunden zugebracht.

Die Analytikerin schlug wieder einmal die wohl vertraute Wahrnehmungsübung vor, ich solle die Augen schließen und meine Aufmerksamkeit auf meinen Körper und nach innen richten. Ich beobachte das Loslassen, schwer werden, der Atem wird ruhiger, ich seufze auf, atme tiefer, spüre Entspannung. Ich „sehe“ ein optisches Farbenspiel, Hell – Dunkel im Wechsel, kein Fantasiebild. Die sanfte Stimme der Analytikerin hält mich an, in dieser Entspannung zu verweilen. Nach einer kleinen Weile beendet sie die Stille. Ich dehne und strecke mich, gähne, fühle mich eigentlich recht wohl, zumindest körperlich.

Die Analytikerin fragt, ob ich bereit wäre, ein Sandbild zu bauen. Da ich keine Lust habe etwas zu reden, ist mir dies eine willkommene Alternative, die Stunde zu nützen.

Ich trete an den Sandtisch heran. Die ebene Fläche liegt vor mir. Ich lasse die Hände darauf nieder, sehe deren Abdruck, wische darüber. Nach einigem Abwarten wischen die Hände in stärker werdenden Zügen über den Sand. Ich beginne, Sand zu mir her in die untere Bildhälfte zu schaufeln. Ein hoher Berg ist vor mir entstanden, nachdem ich die obere Hälfte bis zum blauen Grund frei gelegt habe. Ich ziehe den Berg entlang der ganzen Kistenlänge und flache die Kuppe ab. Es ist wie ein Küstenzug, der zum Meer abfällt.

Die Analytikerin, die seitlich hinter mir auf einem Sessel Platz genommen hat, notiert mit, was ich baue. Ihre freundliche Anwesenheit unterstützt mich, dran zu bleiben am Gestalten. Das Schweigen und meine Gewissheit, dass die Analytikerin mit Interesse mitvollzieht, was da entsteht, fördern meine Konzentration und wecken auch meine Lust, diese Küste und das Meer noch mehr auszustatten. Ich trete an das Regal mit den vielen Figuren und Dingen. Meine Augen, meine Hände treffen die Wahl: ein Schloss. Ich setze das Gebäude mitten auf das Hochplateau. Dann finde ich Steinplättchen, mit denen ich den Berg hinunter bis zum Meer Stufen in den Sand drücke. Das Ufer flache ich ab, sodass ein Strand seicht ans Meer führt. Ein kleines Ruderboot mit zwei Paddeln findet sich im Regal und ein großes Segelschiff. Ich setze das Ruderboot auf den Strand und buchte für das Schiff rechts am Berg einen Hafen aus. Um das Schloss herum stelle ich grüne Bäume. Vom Schlossplateau hinunter zum Hafen ziehe ich mit zwei Fingern eine Straße. Ich empfinde die Geschäftigkeit von Hafen und Menschen und suche im Regal nach menschlichen Figuren. Doch nicht am Hafen arbeite ich weiter. Mein Blick fällt auf einen Flöte spielenden, sitzenden Knaben und auf eine Frau mit Koffer. Ich stelle die Frau vor das Schloss auf den Weg zu den Stufen, die zum Strand hinunterführen. Da spüre ich auf einmal ein großes Weh mit dieser Frau: ihre Einsamkeit. Und es ist eine schmerzliche Entschlossenheit in ihr: sie ist entschlossen auszuziehen, das Schloss zu verlassen.

Der Flötenton des Spielers, den ich ganz links am Strand vor eine Nische im Berg gesetzt habe, begleitet ihren Aufbruch. Mir ist, als hätte er sie gerufen. Jetzt weiß ich auch, dass das Ruderboot für sie gerichtet ist. Wohin wird sie rudern mit dem kleinen Boot? Aufs Meer hinaus, auf die weite blaue Fläche? Ist das nicht unsinnig? Was liegt am Horizont?

Unter den Dingen am Figurenregal finde ich ein Schachterl voller kleiner bunter Glaseckerln. Die streue ich die ganze Horizontlinie entlang. Ich denke dabei an das Farbempfinden während der Wahrnehmungsübung.

Liegt dort am Horizont ein anderes Land? Eine Insel?

Eine schwarze Maorifigur ist mir vorhin am Regal aufgefallen. Die hole ich jetzt heran und setze sie am Horizontstreifen in die Mitte, gerade gegenüber vom Ruderboot. Es ist mir unheimlich bei dem Gedanken, dass der dunkle Maori am Ende das Ziel der Ruderbootfahrt sein soll.

Doch ist es mir unmöglich, irgendetwas abzuändern. Etwas in mir akzeptiert: Wie ein Wächter steht der schwarze Totem vor dem Ziel hinter dem Horizont. Steht die Frau für mich? Sollte sie aufbrechen vom Schloss zu ihrer letzten Etappe auf ein jenseitiges Ziel zu? Es wäre mir gemäß, meinem Alter entsprechend.

Vorhin am Regal hat mein Blick einen runden Taschenspiegel gestreift. Den hole ich jetzt herbei und stelle ihn dem Maori vor den Leib, sodass es aussieht, dass er den Spiegel allem entgegenhält, was auf ihn zukommt. Ich weiß auf einmal: Durch den Spiegel hindurch gelangt man ins andere Land, gelangt man hinter den Horizont, ins Jenseits, an einen in allen Regenbogenfarben glitzernden Lichtstrand.“

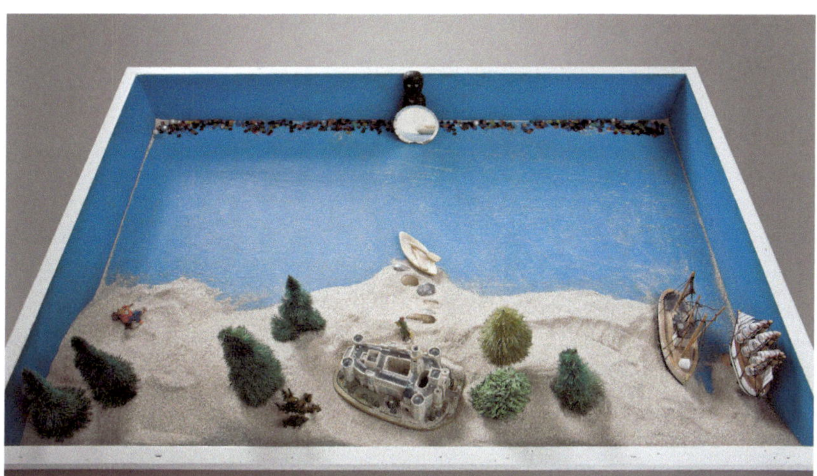

Abb. 3: Lebensabend – Zeit des Loslassens, Sandbild

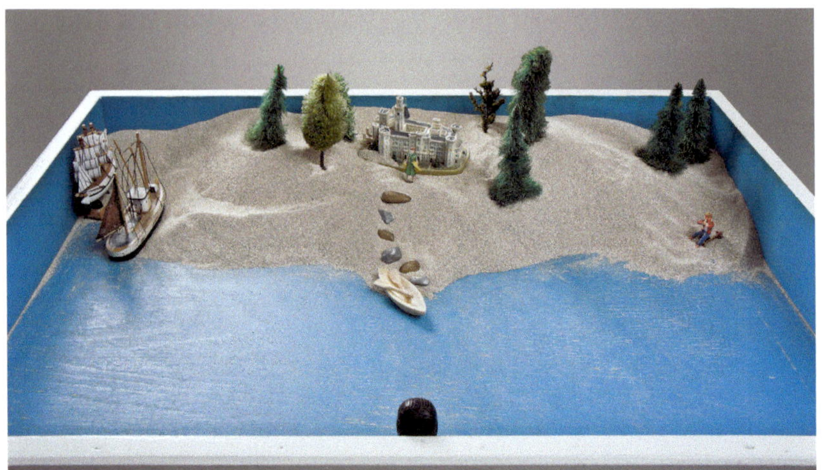

Abb. 4: umgekehrte Perspektive von Abb. 3

Zeit des Loslassens

In den anschließenden Monaten thematisierte die Klientin in den Analysestunden weiterhin ihre vielen wechselnden Gefühle und widersprüchlichen Gedanken bezüglich: Alter, Einstellung zu Abschied, Tod und Weiterleben sowie die Frage nach Sinn ihrer restlichen Lebenszeit. Es änderte sich dabei der lustlose, depressive Duktus. Aus dem Sandbild und allen Fragen um seine Symbolik konnte sie immer wieder neue Antworten finden und interessante Zusammenhänge herstellen. Das Haiku (in: Jahn 1968, S. 68) des japanischen Dichters Takai Kito (1741–1789) trifft die Stimmung der Klientin:

Im tiefen Nebel.
Was bedeuten die Rufe
Zwischen Hügel und Boot?

Mit der Akzeptanz, Bisheriges (das Schloss) zu verlassen, aufzubrechen ins Ungewisse, ja hinabzusteigen aus der Anhöhe des bisherigen Lebens zur letzten Etappe, und mit der Vorstellung von Tod als Überfahrt mit einem Nachen (Boot) über das große Wasser verlor sie den Schrecken vor dem Tod und die Angst vor einem sinnentleerten Leben.

Der Flötenspieler erinnerte sie an ihren Mann, wie sie ihm in jungen Jahren begegnet war. Er wurde wieder zum geliebten, orphischen Jüngling, zum inneren Seelenfreund, der ihren Lebensmut anregte. Und sie war sicher, er würde ihr Hilfe und Trost zuspielen auf all ihren Gängen bis dereinst, bald oder später, hin an die Todesschwelle. Entsprechend der Geschäftigkeit im Hafen mit dem großen Handelssegelschiff wusste sie noch einiges zu tun. Sie verkaufte die große Wohnung, in der sie mit ihrem Mann alle Jahre ihres Ehe- und Familienlebens gelebt hatte, zog in ein Seniorenheim für betreutes Wohnen und fand Gefallen an kleinen Reisen mit befreundeten Menschen. „*Das Alter ist eine Zeit von Leben im Augenblick, von kleinen Freuden und von Dankbarkeit über das, was im Leben gut war, und es ist die Zeit des Loslassens*“, sagte sie in ihrer letzten Analysestunde.

9. Prozessphasen

Induktion

Viele Momente im Verlauf einer Therapie sind vorstellbar, in denen es angezeigt ist, das Gestalten eines Sandbildes anzuregen. Es wird dann sein, wenn die sprachliche Dialogebene aufgegeben wird, sei es, weil Worte fehlen, Gefühle zu beschreiben, oder eine Scheu verbietet, über etwas zu sprechen, oder weil ein Schweigen aus Hilflosigkeit und Leere aufgekommen ist. Auch bildhafte Elemente wie Träume und Imaginationen oder auch emotionale Zustände können für eine Sandbildgestaltung Anlass geben.

Es geht darum, den Resonanzraum ins Nonverbale zu weiten, um der Intuition, der Phantasie, der Kreativität, dem absichtslosen Tun einen Spielraum zu bieten. Darin kann der/die Klient*in ganz zu sich und in Berührung mit tieferen unbewussten Strebungen kommen. Bei C. G. Jung (GW. Bd. 16, 1995, §125, S. 67) findet sich dazu in seinem Aufsatz, *„Die Probleme der modernen Psychotherapie"* (1929), eine klare Aussage: *„Phantasie ist ja überhaupt die Selbsttätigkeit der Seele, ..."*

Sandbilder eignen sich gut für eine der *ersten Stunden* einer Therapie. Sie können ein Initialbild darstellen, in dem sich zu Therapiebeginn verdichtet und symbolhaft die Lebenslage eines Menschen abbildet. Sowohl verursachende Faktoren als auch finale Aspekte der Problematik können erahnt werden. Das Initialbild hat somit sowohl diagnostische als auch prospektive Bedeutung.

Im diagnostischen Vorgehen wird dabei weniger Wert darauf gelegt, einen Befund nach psychopathologischen Kriterien festzuschreiben. Vielmehr geht es darum, zu verstehen, wie die psychische Entwicklung im Sinn des Individuationsverständnisses blockiert ist und aus welchen Ressourcen her sie wiederbelebt werden kann.

Oft bedarf es für ein Sandbild auch gar keiner Anregung durch Therapeut*innen. Die Figurenregale und der leere Sandtisch wirken einladend genug auf Menschen aller Altersgruppen. Sie folgen ihrer natürlichen Neugier und beginnen spielend, etwas im Sand zu gestalten.

Im vorliegenden Fall der verwitweten Klientin war das Gespräch ermüdet, die Stimmung niedergeschlagen, antriebslos, fast mürrisch. Die Therapeutin folgte der absinkenden Dynamik nach Ruhe und führte mit einer Entspannungs- und Körperwahrnehmungsübung an eine Einstellung heran, in der die Aufmerksamkeit zu sich selbst und ins Körperliche geholt wird. Der Klientin war diese Übung aus ihrer ganzen Therapiezeit nichts Neues. Der Entspannungseffekt stellte sich eingeübt leicht ein. Entspanntheit ist eine gute Voraussetzung für jegliche Art von kreativen und imaginativen Techniken, von Meditation und ebenso für das Sandspiel. Sie macht gegenwärtig und frei von Vorurteilen und konzeptuellem Denken.

Sandbildgestaltung – Bauphase

Es ist je nach Charakter und Temperament eines Menschen individuell sehr unterschiedlich, wie ein/e Klient*in an die Gestaltung im Sand herangeht. Die Einladung der/des Therapeut*in gibt keine Anweisung, nur die Erklärung von Gestaltungsfreiheit. So tritt beispielsweise die eine Klientin zuerst an den Sandtisch heran:

- prüft dessen Höhe (Stand- oder Sitzhöhe);
- das Ausmaß der Fläche (sie entspricht, wie im Kapitel 2 erwähnt, mit 57 x 72 x 7 cm dem Blickfeld des Menschen);
- bemerkt eventuell die Färbung der Sandwanne (der blaue Grund ermöglicht die Illusion von Wasser);
- spürt die Beschaffenheit des Materials Sand (Konsistenz, Dichte, Körnigkeit, Temperatur, Feuchtigkeit, Trockenheit).

Ein/e andere/r zieht es vor, zuerst das Figurenregal zu besichtigen, eine oder mehrere Figuren zu wählen und bereit zu legen, bevor er/sie im Sand zu bauen beginnt.

Wieder ein/e andere/r kümmert sich nicht sehr um all dies, sondern arbeitet unverzüglich drauf los, erlebt eher energetisch das Kräftespiel seiner/ihrer Hände, gräbt, schaufelt, zieht Linien, formt Hügel und Mulden, verwirft alles wieder, gießt Wasser ein, wühlt Schlamm zurecht, ebnet eine Fläche ein. Jede Person hat ihren eigenen Zugang. Es wird im Sand gearbeitet, bis eine stimmige Formation gefertigt ist, die nach und nach mit Figuren besiedelt werden kann.

In dieser *Bauphase* wird die Gestaltung bedeutungshaltig. Der/die Klient*in ist eingetaucht in die symbolbildende Ebene seiner/ihrer Phantasiewelt. Spielend wirken unbewusste Gestaltungselemente in sein/ihr Explorieren ein. Es folgt ein nonverbales Ausgestalten. Dem Wesen des freien Spiels nach geschieht dies in meditativer Aufmerksamkeit, experimentell, suchend, forschend. Der kreative Prozess und sein Gelingen sind häufig begleitet von Freude. Gegen Ende der *Bauphase* hat der/die Klient*in meist ein deutliches Gefühl für den Augenblick, wann das Sandbild fertig ist. Das anschließende Betrachtungsgespräch leitet den Verarbeitungsprozess ein, der im Umgang mit Emotionen in Reflexion und Erkenntnisse mündet, die schließlich beitragen zur erwünschten Bewusstseins- und Verhaltensänderung in einer Psychotherapie.

Bilddeutung

Wenn das Sandbild fertig gebaut ist, wird in einem gemeinsamen Betrachten die Verbundenheit von Klient*in und Therapeut*in tragend. Es erhebt sich die Frage nach Sinn und Bedeutung der Darstellung. Wie sehr auch im handelnden Baugeschehen im Sinn der *transzendenten Funktion* die Dynamik des Unbewussten in Gang gesetzt wurde und das Sandbild als ein Spiegel der inneren Situation seines/r Erbauers*in gesehen werden kann, so vervollständigt erst ein gemeinsames Betrachten den kreativen Prozess hin auf Sinngebung und Reflexion. Aus dem Bild kann in ersten Schritten ein Bedeutungszusammenhang mit der realen Lebenssituation erahnt werden. Die Symbolbotschaft des Unbewussten soll wahrgenommen und einem dialogischen Erkenntnisprozess zugeführt werden.

Manchmal möchte ein/e Klient*in nicht über sein/ihr Bild sprechen. Das ist zu respektieren. So hat die Klientin im obigen Beispiel selbst eindrücklich die Gestaltung und Wirkung ihres Sandbildes beschrieben, aber nicht sofort besprochen.

Der/die Therapeut*in wird die Art des Umgangs der Klient*innen nach der Gestaltung des Sandbildes in sich verwahren und später im Therapieverlauf an geeigneter Stelle darauf zurückkommen. Meist aber eröffnet vor dem fertigen Sandbild eine neugierige Erwartung nach Kommentar das Betrachtungsgespräch.

Da es sich um ein intersubjektives Geschehen handelt, können keine verbindlichen Deutungsregeln erstellt werden. Erfahrungsgemäß erweist sich ein Vorgehen in drei Schritten als hilfreich:

- wahrnehmendes Beschreiben,
- kontemplieren,
- amplifizieren und deuten.

Um der Subjektivität des/der Bildbetrachters*in gerecht zu werden, wird nun dem/der Leser*in vorgeschlagen, in der Rolle des/der Therapeut*in der Betrachtung zu folgen. Als didaktisches Hilfsmittel dienen in jedem der drei Schritte Leitfragen, das Schauen entlang der Bildgegebenheiten zu üben. Allgemeine Leitfragen sind dabei auf das Bildbeispiel abgestimmt.

Wahrnehmendes Beschreiben

Wenn nicht der/die Klient*in beginnt, über das Bild zu sprechen, ist er/sie vielleicht neugierig, was der/die Therapeut*in dazu sagt. Das ist ein Zeichen guten Vertrauens in die therapeutische Beziehung und ermöglicht dem/der Klient*in, mit dem Einbringen der anderen Sicht, einen Objektivierungsschritt beziehungsweise eine Anreicherung des eigenen Blicks.

Lassen Sie uns nun die Bildbetrachtung unter der Annahme durchführen, Sie als Leser*in stünden in der Rolle als Therapeut*in vor dem Sandbild, das unter Ihrem Beisein von der Klientin fertig gestellt wurde. Es ist der Moment, in dem Sie noch nicht wissen, was die Klientin darstellen wollte. Sie bieten ihr an, dies gleichsam zu erraten. Wenn sie einverstanden ist, beginnen Sie mit dem wahrnehmenden Beschreiben. Zunächst sind das Sehen und Bemerken wichtig, weniger das Zuordnen von Begriffen.

Leitfragen zu *Details und Gesamtüberblick:*

- ❖ An welchem Gegenstand bleibt Ihr Blick als Erstes hängen?
- ❖ Welche Vermutung kommt in Ihnen auf, was das sei, das Sie da sehen? Lassen Sie von hier Ihren Blick weiter ins Bild schweifen. Sie entscheiden, ob Sie sich lieber vom Blick aufs Detail (dazu Fragen zur Bezeichnung der Dinge) zu einem Gesamtüberblick voran arbeiten oder vom Gesamtüberblick her (Fragen zur Raumordnung) auf Details kommen wollen.

Leitfragen zur *Raumordnung:*

- ❖ Gibt es eine bestimmte Raumteilung im Bild? (Verhältnisse von oben – unten, links – rechts, vorne – hinten, Leerstellen, bebaute Flächen)
- ❖ Gibt es Gruppierungen, hervorstechende Orte des Bildes?
- ❖ Hat die Darstellung Landschaftscharakter? Welche Topographie lässt sich erkennen? (Landfläche, Wasser, Erhebung, Vertiefung, Berg, Tal)

- Lässt sich eine Symmetrie der Anordnung erkennen? (Mitte- bzw. Eckpositionen, Zentrierung, Anzahl von Figuren und Gegenständen, Diagonalen, Verbindungslinien, Parallelitäten)
- Welche Bilddynamik fällt Ihnen auf? (Statik und Ruhe, Bewegung, Gerichtetheit der Figuren, Beziehung zueinander, Separation, Korrespondenzen)

Leitfragen zur *Bezeichnung der Dinge:*

- Empfindendes Schauen, in dem Sie Ihren Regungen nachspüren, die das Bild in Ihnen auslöst (zum Beispiel Erstaunen, Neugier, Faszination, Abneigung oder Zustimmung), begleitet das Bemerken der einzelnen Dinge. Vorläufig, ohne den Figuren und Bildinhalten Eigenschaften zuzuschreiben, erfolgt das bloße Benennen derselben: Schlosshügel, Schloss, Bäume, Frau mit Koffer, Steine, Wege, Meer, Schiff, Ruderboot, Flötenspieler, Maorifigur, bunte Steinchen.
- Es können noch diverse Einzelheiten an den Figuren genauer beachtet werden (Typus, Ausstattung, Haltung, Kleidung, Farbgebung, Werkzeuge, Gegenstände).

Kontemplieren

Die etymologische Bedeutung des Wortes „kontemplieren“ ist: sein Augenmerk auf etwas richten, betrachten, bedenken (vgl. Kluge 1995, S. 473). Tempel ist der Betrachtungsraum, in dem die Zeit (lat.: *tempus*) relativ betrachtet wird (vgl. Eliade 1984, S. 68). In der christlichen Meditation bezeichnet der Begriff „*contemplatio*“ eine Meditationsstufe differenzierten Zeitempfindens, nämlich jenes von der ablaufenden Zeit nach äußeren Bedingtheiten und jenes von der immerwährenden, der ewigen Zeit, der Zeitlosigkeit (vgl. Grün 2010, S. 67 u. 75).

In der Bildinterpretation soll die Stufe des Kontemplierens dem Symbolgehalt des Bildes Raum schaffen. In relativ kurzer Uhrzeit kann etwas von Zeitlosigkeit im gegenwärtigen Augenblick aufkommen. Es ist ein Innehalten, um der Empfindungen gewahr zu werden, die über das gewöhnliche Urteilen und Begriffsdenken hinauslaufen beziehungsweise dieses unterschwellig begleiten. Stimmungen, Assoziationen, Vergleiche fallen dem/der Betrachter*in ein und beseelen projektiv die geschauten

Dinge, sodass sie gewissermaßen aus der Subjektivität des/der Schauenden lebendig und sinnträchtig werden. Die Bedeutungswirklichkeit der Dinge wird erfühlt, der unscharfe, schillernde Gesamteindruck des Bildes und seine symbolische Vieldeutigkeit leuchten auf, ehe eine Interpretation eingegrenzt wird.

Leitfragen – in unserem Beispiel an die/den Leser*in, so wie sie zur Eröffnung des Betrachtungsdialogs auch an die Klientin gerichtet würden:

- Welche Stimmung erweckt das Bild (einzelne Bildsequenzen) in Ihnen?
- Welche Figuren (welche Szenen) wirken Ihrem Gefühl nach themenbestimmend für das ganze Bild?
- An was denken Sie (erinnern Sie sich) dabei?
- Welche Gefühle kommen in Ihnen auf, wenn Sie sich mit den einzelnen Figuren identifizieren?
- Mit welcher Figur würden Sie sich am liebsten identifizieren?
- An welchem Ort des Bildes würden Sie sich am liebsten aufhalten? Wo am wenigsten gerne?

Amplifizieren und deuten

Nun, nachdem in den bisherigen Bearbeitungsstufen sowohl die begriffliche Dingwahrnehmung (der Realgehalt) als auch eine Annäherung an das Erfassen der Bildidee und ein Erahnen der symbolischen Bedeutung erfolgt ist, beginnt ein Austausch der Bemerkungen über das gemeinsame Betrachten und Sinnen von Klient*in und Therapeut*in.

Die Erklärung des Bildes durch den/die Klient*in und die (Gegenübertragungs-)Elemente, die aus den Ansichten des/der Therapeut*in sprechen, fügen sich zusammen zu einer ersten Deutung.

Diese ist skizzenhaft und offen für alle weiteren Ergänzungen und Abänderungen, solange das Bilderleben in seiner emotionalen Wirkung in dem/der Klient*in arbeitet. Es werden Zusammenhänge aus dem Lebenskontext der/des Klient*in erläutert und manchmal erweitert: durch Wissen aus Mythologie, Kunstgeschichte, Ethnologie, Anthropologie, Biologie, Zoologie usw. – bis das Symbolverständnis durch eine schlüssige, sichere Deutung herausgefunden wird. Diese ergänzende und erweiternde Vorgangsweise, die eine reflektierte und eine vertiefte Beziehung zum Unbewussten herstellen und Individuation fördern soll, nennt man *Amplifikation.*

In unserem Fallbeispiel schließt dieser Stufengang nun an den obigen schriftlichen Bericht der Klientin an. Dieser enthält alle Gewissheit einer klar erlebten Deutung.

Wie berichtet, leitete dieses Sandbild im Analyseprozess eine Wende für eine positive Entwicklung ein. Die Ausarbeitung des kreativen Erlebens erstreckte sich in dieser Therapie über mehrere Monate.

Weitere Leitfragen sollen dieses Exempel der Sandbildbetrachtung zu Ende führen. Bitte bleiben Sie so unvoreingenommen, als hätten Sie Ihre Kenntnis über die Geschichte der Klientin ausgeblendet:

- ❖ In dem Bild gibt es Bereiche, die in der Realität konkret vorkommen können und solche, die aus der Phantasie stammen. Letztere sind von dichterem Symbolgehalt. Welche würden Sie dazu zählen?
- ❖ Was fällt Ihnen spontan zu jeder der einzelnen Figuren (Frau, Flötenspieler, Maoristatue) ein? Welche Geschichte lässt sich zu jeder erfinden?
- ❖ Was bedeutet Ihnen die Linie der farbigen Steinchen links und rechts vom Maori?
- ❖ Warum hält der Maori einen Spiegel? Was könnte dieser bedeuten?
- ❖ Lässt sich ein Zusammenhang herstellen zwischen den separaten Figuren?

Danke für Ihre Ausdauer, wenn Sie das Fragespiel mitgemacht haben. Es sollte damit gezeigt werden:

- ❖ Der Prozess der Bildgestaltung löst konstruktive, schöpferische Impulse aus.
- ❖ In der Bildbetrachtung sind Fragen ein didaktisches Hilfsmittel, den Blick den Bildinhalten nach zu führen. Fragen geben Hinweise und evozieren sinnerschließende Antworten.
- ❖ Die Sandbildinterpretation ist im therapeutischen Rahmen ein intersubjektiver Vorgang zwischen dem/der Erbauer*in eines Sandbildes und dem/der beisitzenden Mitbeobachter*in, das ist der/die Therapeut*in.

- Sie erfolgt in einem beschaulichen Stufengang, zunächst wahrnehmend, ehe eine rationale Reflexion über Stimmungen, Emotionen, Bedeutungen und Sinn der Bildinhalte erarbeitet wird.
- Den Hauptkontext der Betrachtung bildet die Lebenssituation des/der Klient*in.
- Der Verarbeitungsprozess läuft nach dem Deutungsgespräch weiter.

10. Symbolik des Raums

In der Bildinterpretation wird ein raumsymbolisches Deutungsschema angewendet. Es ist hergeleitet vom körperlichen Raumempfinden des Menschen, so wie es bestimmt ist durch die Sinneswahrnehmung des Raums und seiner Richtungen von oben (Himmel), unten (Erde), seitlich (links und rechts), vorne (vor den Augen sichtbar) und hinten (im Rücken nicht sichtbar). Das Raumempfinden hängt auch zusammen mit der Erfahrung des Sonnenlaufs und seinem wandelnden Lichtstand in den Himmelsrichtungen (Sonnenaufgang im Osten, Sonnenuntergang im Westen) während der Tageszeiten und in den Jahreszeiten. Alles im Raum ablaufende Geschehen ist mitdefiniert durch den Faktor Zeit: Vergangenheit, Gegenwart, Zukunft (vgl. Sheleen 1985).

Es gibt unter den Menschen übereinstimmende Qualitäten des Empfindens dieser Grundrichtungen, sodass in Architektur (speziell im Sakralbau) und Kunst aller Kulturen Konventionen für die Bedeutung der Richtungen gelten. Diese werden auch herangezogen in der Betrachtung und Interpretation von Bilddarstellungen in Kunstgeschichte und Psychologie. Für die Interpretation von Sandbildern gibt es erfahrungsrelevante Varianten: Eine von Ingrid Riedel nach dem in Kooperation mit dem Kunsthistoriker Michael Grünwald (1967–2011) abgeleiteten Schema für die Symbolbedeutung von Richtungen und Raum (vgl. Koch 1986, S 35; vgl. Riedel 1991); eine zusammenfassende Bilddarstellung des Raumschemas hat Erika Jungbluth herausgebracht (vgl. Jungbluth 2017).

Dieses Bilddeutungsschema ist jedoch nicht als anlernbare Übersetzungsschablone für jedes Sandbild anwendbar. Eine sinnvolle Sandbildinterpretation soll immer von den jeweiligen Inhalten der Darstellung ausgehen und den situativen und lebensgeschichtlichen Kontext des/der Erbauers*in erfassen. Nur in Kombination damit ergibt das Überlegen der raumsymbolischen Deutung interessante Hinweise.

Geteilter Raum

Obwohl Sandbilder dreidimensional sind, wird die Einteilung des Raums wie in einer zweidimensionalen Bildfläche vorgenommen. Es ist von Bedeutung, welchen Standort vor dem Sandtisch jemand zum Errichten eines Bildes einnimmt, ob die Arbeitsfläche im Hoch- oder Querformat genutzt wird. Das *Hochformat,* die Vertikale, betont eine strebende Ausrichtung, oder eine Spannung im Verhältnis zwischen oben und unten. Das *Querformat* wird von der Horizontalen bestimmt und verbildlicht eher eine Ebene des Dialogs zwischen zwei, manchmal konfligierenden, Bereichen oder auch eine Geschehensabfolge.

Es gilt auch die Tiefendimension: *vorne* und *hinten,* für den nahen Vordergrund und den fernen Hintergrund. Ich- und Bewusstseinsnähe und fernes Hintergründiges können damit zum Ausdruck gebracht sein.

Manchmal wird ein *runder Rahmen* gebildet, um außergewöhnliche Erfahrungen zu fassen oder die Zentrierung auf Wesentliches darzustellen (Mandala-Bilder).

Zumeist wird das Querformat gewählt. Steht man vor dem Sandtisch, ergibt sich eine obere und eine untere und eine linke und eine rechte Bildhälfte.

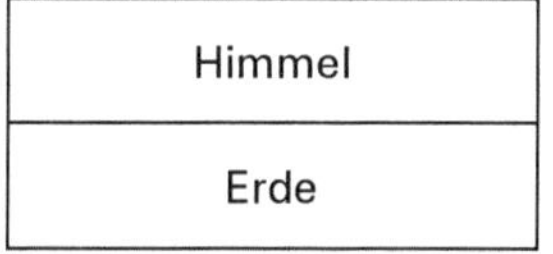

Innenwelt	Außenwelt
Introversion	Extraversion

Die obere Bildhälfte hat mit der Symbolik der Höhe, des Himmels, des Geistigen und Väterlichen zu tun, *die untere Bildhälfte* mit der Symbolik des Grundes und Bodens, der Erde, der Materie und des Mütterlichen.

Die rechte Bildhälfte wird als Ort der Extraversion verstanden, als Raum, in dem der Mensch die ihm vertraute Realität gegenwärtiger Erlebnisse und zukünftiger Entwicklungen darstellt. Rechtswendung von Bildinhalten (Menschen, Tiere, Fahrzeuge) können eine Progression andeuten.

Die linke Bildhälfte wird als Ort der Introversion verstanden, in dem der Mensch seine unbewusste Seite, sein Inneres, auch seine Vergangenheit oder seine Träume und Visionen darstellt. Eine Linkswendung von Bildinhalten kann eine Regression andeuten und darauf hinweisen, dass die seelische Entwicklung sich dem Unbekannten, dem Unbewussten, der Vergangenheit oder dem Dunklen zuwendet, dass die Lebenskraft abnimmt, aber auch, dass sich eine Bereitschaft zur Erkundung der seelischen Tiefenschichten entwickelt.

Die *„Links-rechts-Ordnung"* von Innen und Außen, Introversion und Extraversion hat ihre physiologische Grundlage in den links- und rechtshemisphärischen Hirnfunktionsarealen. Die linke Hirnhälfte, verbunden mit der rechten Körperseite, wirkt tendenziell auf abstraktes Denken, Linearität, Ratio, kausale Zusammenhänge, Sprache, planenden Willen usw.

Die rechte Hirnhälfte, verbunden mit der linken Körperseite, hat zu tun mit bildlich analog gleichnishaftem Denken, Ahnung, Emotionalität, Intuition, Fügung usw.

Diese „Links-Rechts-Ordnung“ stützt sich auf das „Hemisphären-Modell“, das populärwissenschaftlich unterschiedliche Funktionen des Gehirns jeweils seiner einen oder anderen Hälfte (Hemisphäre) zuordnet. Die moderne Gehirnforschung geht von einer Zusammenarbeit beider Gehirnhälften – von einer Vernetzung – aus. Diese naturwissenschaftliche Erkenntnis sollte die Haltung von Therapeut*innen unterstützen, Deutungen mit entsprechender Umsicht und Vorsicht zu äußern.

Durch das Ziehen der horizontalen und vertikalen Mittellinien ergibt sich eine Raumteilung in vier Quadranten, denen ebenfalls jeweils eine bestimmte raumsymbolische Bedeutung zugeschrieben wird.

IV	III
I	II

Der linke untere Bildraum (I): Dieser Quadrant wird als Raum der Tiefe verstanden, als Ort früher Geschehnisse, auch von Verletzungen in der ersten Mutter-Kind-Beziehung und auch kollektiver, transgenerativer Traumata. In ihm können sich destruktive und gefährliche Kräfte ausdrücken, aber auch schöpferische Potentiale, die mit dem kollektiven Unbewussten und archetypischen Symbolen verbunden sind. Es ist auch der Raum der Ressourcen und instinktiven Kräfte. Die Auseinandersetzung mit Motiven, die in diesem Bereich dargestellt sind, kann neue vitale Impulse erschließen, aber auch regressiv und damit sogar gefährdend wirken, wenn sie mit tiefen Ängsten und traumatischen Erfahrungen verbunden ist. Die behutsame Konzeption des Sandspielsettings eignet sich für die in solchen Situationen notwendige achtsame Annäherung besonders gut.

Der rechte untere Bildraum (II): In diesem Quadranten werden Erfahrungen der Beziehung zur realen Mutter, zur Familie und die bewusste bzw. bewusstseinsnahe gegenwärtige Realsituation dargestellt. Geborgenheit, Vertrauen, aber auch Konflikte, Mangel und spezifische Bedürfnisse werden häufig hier zum Ausdruck gebracht. Es handelt sich oft um Motive, die relativ leicht aufzuklären sind und gut reflektiert werden können.

Der rechte obere Bildraum (III): In diesem Quadranten wird individuell und kollektiv Bewusstes dargestellt, das heißt anerkannte Werte und verbindliche Überzeugungen. Sie können auch unreflektiert übernommen sein als das, was man fühlt und denkt. Motive, die hier dargestellt werden, können auch die Beziehung zum realen Vater andeuten. Oft stehen sie in Verbindung mit der Welt von Schule und Beruf, nämlich damit, was jemand werden will, worauf er/sie zustrebt. Dieser Quadrant ist der Ort von Zielsetzungen oder von etwas, das auf einen zukommt, womit man sich zukünftig auseinandersetzen soll.

Der linke obere Bildraum (IV): In diesem Quadranten werden überpersönliche, oft spirituelle Werte verbildlicht oder Auseinandersetzungen mit neuen geistigen Impulsen. Es ist der Ort, in dem sich das Verhältnis zum kollektiven, überpersönlichen Vater- und Gottesbild abbildet und die Sehnsucht nach mystischer Erfahrung. Die Auseinandersetzung mit Verlust, Trauer und Abschied kommt oft in diesem Quadranten zum Ausdruck. Soziale Randständigkeit, Außenseitertum und Abgehobenheit zeigen sich in diesem „Zuschauerraum des Lebens“ (Grünwald), in den man sich vor Bedrohung flüchtet oder vor der Konfrontation mit Belastung bewahrt.

Bildmitte: Motive, die in der Nähe der Bildmitte angeordnet werden, sind von zentraler Bedeutung. Eine leer gehaltene Bildmitte kann aufschlussreich sein, ebenso wie Leerstellen in jedem Quadranten.

Die folgende Tabelle will den Überblick über die *Dimensionen der Raum-Bild-Betrachtung* erleichtern:

Geistige, ideelle Welt: *Themen:* überpersönliches Vater- und Gottesbild, Sehnsucht nach Spiritualität, Verlust, Abgeschiedenheit, Jenseits, neue geistige Impulse	**Kollektives Bewusstsein:** *Themen:* Zukünftiges, Zielsetzungen, Werte und Überzeugungen, Entwicklung des Lebensweges, Beziehung zum realen Vater
Kollektives Unbewusstes: *Themen:* Hinwendung zu inneren Bildern und zum Unbewussten, Ort früherer Verletzungen und Traumata, destruktive und schöpferische Potenziale	**Mütterlicher Bereich:** *Themen:* Zuwendung zum Du, Geborgenheit, Konflikte, Beziehung zur realen Mutter und Familie, Mangel und Bedürfnisse

Bewegter Raum

Bewegungen von Menschen, Tieren, Wesen, Objekten in einem Einzelbild oder in Bilderserien drücken Entwicklungstendenzen aus.

Bewegungen von links unten nach rechts oben zeigen meist eine Entwicklung in die äußere Realität, hinein ins Leben, an. Mit dieser Ausrichtung zeigt sich, wie Tendenzen der Befreiung und des Bewusstwerdens verwirklicht werden können.

Bewegungen von links oben nach rechts unten deuten Prozesse an, in denen sich das Bewusstsein von einer geistigen Ebene dem Manifesten, Materiellen, Körperlichen zuwendet. In dieser Bewegungsrichtung kann sich auch eine Abwendung von strengen Maßstäben und Leistungsanforderungen zu einer mehr lebens- und gefühlsverbundenen Einstellung andeuten.

Bewegungen von rechts oben nach links unten verweisen auf eine Hinwendung zu den inneren Bildern, zum Unbekannten, zum Ursprung und auch auf eine Kontaktnahme mit schöpferischen, stärkenden Kräften. Diese Bewegungsrichtung kann mit einer Regression, einem Zurücksinken in das Unbewusste verbunden sein.

Bewegungen von rechts unten nach links oben deuten auf eine Entwicklung zur Transzendenz hin. Bei reiferen Menschen drückt sich hier eine meditative Hinwendung zur geistigen Ebene aus. Die Bewegungsrichtung kann jedoch auch auf eine eher wenig vitale Abwendung, ein Sich-zurück-Ziehen in den „Zuschauerraum des Lebens" und auf eine Außenseiterposition verweisen.

Dieses Kapitel abschließend will die folgende, selbst erstellte Tabelle einen Überblick für allgemeine Deutungsansätze vermitteln:

Quadrant	**I**	**II**	**III**	**IV**
Himmelsrichtung	Osten	Süden	Westen	Norden
Element	Wasser	Erde	Feuer	Luft
Zeit	Vergangenheit	Gegenwart	Zukunft	Ewigkeit
Jahreszeit	Frühling	Sommer	Herbst	Winter
Biographische Verortung in der Welt	Ursprung, Verwurzelung, Herkunft, Kindheit, wer ich war	aktuelle Realsituation, Familie, wer ich bin	Gesellschaft, Beruf, Schule, Außenwelt, wer ich sein werde/ möchte	Idealität, Geistigkeit, Weltanschauung, Beobachterraum, was mich leitet
Elternbild	Mutterarchetyp, die große Erdmutter	reale Mutter	realer Vater	Vaterarchetyp, Gottesbild, Himmelvater
Persönlichkeitsebene	Tiefe, Frühe, Unbewusstes, Instinkte	bewusstseinsnahe Realität	Zielsetzung, Motivation, Erwünschtes, Strebung, Vermeidung	Transzendenz, Jenseitsvorstellung, Philosophie, Religiosität, Utopie
Psychische Inhalte	Ressourcen, Verletzungen, Traumata	Selbsteinschätzung und Fähigkeiten, bewusste Problemlage	Einschätzung der Welt, Erwartungen, Bedrohungen	Glaube, Stille, Fülle, Nichts, das große Ganze

PRAKTISCHES REFLEKTIEREN

11. Exploratives Sandspiel in der Praxis

Durch Bilder sprechen

Wie kann die Resilienz von erwachsenen Klient*innen gefördert werden? Um die Leitfrage des Buches zu beantworten, bringt dieses Kapitel weitere Fallbeispiele, die aufzeigen, wie in der Kombination von tragfähigen therapeutischen Beziehungen und den therapeutischen Wirkfaktoren der Analytischen Psychologie Resilienz von Klienten*innen durch den Einsatz explorativen Sandspiels gefördert werden kann. Eine kurze Antwort vorweg: Exploratives Sandspiel setzt Eigeninitiative und Kreativität in Gang und diese wiederum regen die Entwicklung zur Resilienz an.

Wie bereits erwähnt begleiten erfahrene Therapeut*innen Sandspielprozesse verbal zurückhaltend, beobachtend und nur wenig intervenierend. Das wirkt nicht nur vertrauensbildend und bindungsfördernd, sondern ermöglicht auch – im Sinne C. G. Jungs – den Prozess der *Individuation.* Ein „*Nachreifen*" ist aufgrund des kontinuierlichen wachsenden Selbstvertrauens und aufgrund der therapeutischen Beziehungen zu erkennen.

Nach C. G. Jung spricht durch Symbole – das sind Gegenstände oder Bilder, die mehr bedeuten, als sie real bezeichnen – das Unbewusste zu uns. Er meint in seinem Beitrag „*Die Bedeutung der Träume*" (GW. Bd. 18/1, 1995, § 417, S. 201): „*Ein Begriff oder ein Bild sind symbolisch, wenn sie mehr bedeuten, als sie bezeichnen oder ausdrücken. Sie haben einen umfassenden ‚unbewußten' Aspekt, der sich niemals exakt definieren oder erschöpfend erklären läßt.*"

Die beim Gestalten von Sandbildern gewählten Gegenstände haben symbolischen Charakter. Sie vermitteln den Bild- und Gefühlsgehalt zwischen Realität und Bedeutungswelt und ermöglichen einen Einblick in psychische Abläufe. In erster Linie geht es darum, Symbole wahrzunehmen und sich gefühlsmäßig berühren zu lassen, um ihrer Botschaft für Verständnis und Erkenntnis Raum zu geben. Die Symbolkraft in den Sandbildern wirkt heilsam und anregend auf das Unbewusste. Sie ist nicht nur imstande, psychische Schwierigkeiten und Blockaden der Klient*innen zu veranschaulichen, sondern auch diese zu reflektieren und zu überwinden.

Die Autorin und Jung'sche Analytikerin Verena Kast (1994, S. 20) erklärt die Aussagekraft von Symbolen auf diese Weise: „*In etwas Äußerem kann sich etwas Inneres offenbaren, in etwas Sichtbarem etwas Unsichtbares, in etwas Körperlichem das Geistige, in einem Besonderen das Allgemeine.*

Wenn wir deuten, suchen wir jeweils die unsichtbare Wirklichkeit hinter dem Sichtbaren und ihrer Verknüpfung.“

Nachdem das Bild fertiggestellt wurde, betrachten es Therapeut*in und Klient*in gemeinsam. Das geschieht erkundend, erklärend, suchend, erforschend – nämlich kurz gesagt: explorativ. Das Vorgehen ist abgestimmt auf die individuelle Bereitschaft der Klient*innen, sich den Aussagen des Bildes zu nähern. Die im Sand gestalteten Bilder sind dabei als eine ergänzende Form zum sprachlichen Ausdruck zu verstehen, um aktuelle Probleme zu kommunizieren.

Aus therapeutischer Sicht ist zu empfehlen, dass Therapeut*innen versuchen, behutsam und fragend ins Gespräch zu gehen. Eine Möglichkeit ist, den thematischen Gehalt der Szene im Sand und den Prozess des Bauens anzusprechen und diese mit den Worten des/der Klient*in wiederzugeben (vgl. Kapitel 9). Dadurch kann sich ein Dialog eröffnen. Dieser sollte dem therapeutischen Entwicklungsstand angepasst werden.

Sandbilder können auch mit einem Traum in Zusammenhang stehen, indem sie sich auf dessen Inhalte beziehen. Deshalb werden bei den folgenden Fallvignetten vereinzelt Träume der Klient*in einbezogen. Träume haben besondere Aussagekraft und vermitteln Botschaften und Lösungen. Ebenso wie die Sandbilder verändern sich auch die Träume im Laufe des therapeutischen Prozesses und spiegeln therapeutische Fortschritte wider.

Fallvignetten

Die anschließenden Fallvignetten beruhen auf Erfahrungen aus der therapeutischen Praxis. Es handelt sich um Berichte über Frauen im Alter von Mitte zwanzig bis Anfang sechzig. Dass es sich ausschließlich um weibliche Personen handelt, hat sich nicht nur zufällig ergeben. Jede der Frauen hat unterschiedliche Arten von psychischen Verletzungen erlebt, wie Benachteiligung, Vernachlässigung, Verluste in der Kindheit, Traumatisierung durch Krieg, Flucht oder Tod sowie durch eine plötzlich auftretende Erkrankung. Dementsprechend zeigen sich unterschiedliche Störungsbilder. Die Vielschichtigkeit ihrer persönlichen Themen sowie der Zusammenhang mit der Entwicklung von Resilienz waren der Grund, sie als Fallbeispiele auszuwählen.

Aus bisherigen Erfahrungen – sowohl im therapeutischen Kontext als auch im Rahmen von Fortbildungen – wird sichtbar, dass besonders Frauen die Methode des Sandspiels gerne annehmen und ihr gegenüber aufgeschlossen sind. Männer verhalten sich etwas reservierter, was jedoch nicht verallgemeinert werden sollte. Offensichtlich nutzt die weibliche Klientel das Sandspiel eher, um Empfindungen auszudrücken und kommunikative Vielfalt zu nutzen.

Die folgenden Fallbeispiele stellen von der Therapeutin ausgewählte und kommentierte Ausschnitte aus Therapieverläufen dar. Diese befinden sich in unterschiedlichen Stadien: zwei bereits abgeschlossene Therapien (Sandra, Sigrid), eine von der Klientin vorzeitig beendete Therapie (Amra) und drei derzeit noch laufende, bereits therapeutisch fortgeschrittene Prozesse (Sara, Melanie, Lena).

Zum Schutz der Privatsphäre wurden die Namen geändert und die individuellen Lebensgeschichten anonymisiert. Die *kursiv* gesetzten *Titel der Fallvignetten* sind jeweils Äußerungen der Klientinnen selbst, die sie im Laufe ihrer Therapie getätigt haben. Auf diese Weise akzentuieren die Titel das Befinden der Klientinnen im Heilungsprozess.

Alle Fallvignetten schließen mit Überlegungen zum jeweiligen Stand der Therapie und zur Entwicklung der Resilienz der Klientinnen. Damit soll verdeutlicht werden, wie Psychotherapie durch den Einsatz des explorativen Sandspiels kreativ und spielerisch unterstützt werden kann.

Die Fallvignetten unterstreichen die fördernde Wirkung von Therapie und den heilsamen therapeutischen Effekt, der in den Sandbildern sichtbar wird. Nicht zuletzt wird die optimistische Sichtweise gestärkt, dass positive psychische Entwicklung im ganzen Lebenslauf möglich ist.

Ich gegen die ganze Welt – das früh verletzte und verlassene Kind

Sara ist vierzig Jahre alt und von zarter, fast zerbrechlicher Statur. Körperlich und psychisch wirkt sie fragil. Als Schmerzpatientin kann sie seit mehreren Jahren keiner Berufstätigkeit nachgehen. Ihr Sohn, dreiundzwanzig Jahre alt, lebt nach jahrelanger Drogensucht inzwischen sein eigenes Leben.

Von Beginn unseres Kennenlernens an bringt Sara mir Vertrauen entgegen. Sie ist mir, ihrer Therapeutin, dankbar, dass sie ihren Hund in die Therapiestunden mitbringen darf. Die Bindung zu ihm ist Sara sehr wichtig. Sie freut sich, weil ich ihn mag.

Sie war ein „weggegebenes“ Kind, wie sie sagt. Im Alter von zwei Wochen wurde sie zur Adoption freigegeben. Ihre leibliche Mutter hat sie nie kennengelernt.

„Meine Adoptiveltern haben mich wie ein Möbelstück behandelt", erzählt Sara im Erstgespräch. Die Adoptivmutter begann sofort wieder als Lehrerin zu arbeiten. *„Ich musste entsprechen und brav sein."* Sara fühlte sich ungewollt. Dieses Gefühl war für sie durch die Geburt ihrer Schwester – eine leibliche Tochter der Adoptiveltern ein paar Jahre später – noch stärker wahrnehmbar. Sara funktionierte nicht wie gewünscht – trotz Drill und Drohungen der Adoptiveltern. *„Ich war überflüssig"* drückt sie ein weiteres Kindheitsgefühl aus. Sara beschreibt, wie sie emotional erpresst wurde mit Worten, wie: *„Wenn du nicht funktionierst, wirst du enterbt."*

Ressourcen in der Kindheit? Gab es die? Ja, die Großmutter, die Mutter der Adoptivmutter, legte ihre schützende Hand über Sara. Immer und gegen den Willen der Adoptiveltern. Auch zur Haushälterin der Adoptiveltern hatte sie eine innige Beziehung und hat den Kontakt zu ihr jahrelang aufrechterhalten.

Mit dreizehn Jahren kam sie in eine kinderpsychiatrische Einrichtung, weil sich die Adoptiveltern überfordert fühlten mit der Erziehung dieses *„schwierigen"* Kindes. Den Erzählungen der Klientin nach zu schließen, ist – aus therapeutischer Sicht – eine vermeidende Bindung zu den Adoptiveltern zu vermuten. Die Bedürfnisse des zarten, sensiblen Kindes wurden zurückgewiesen, abgelehnt und nicht wahrgenommen. Dies schildert Sara.

Saras weiterer Weg zeichnet die Biografie eines vernachlässigten Teenagers mit schwierigen Lebensbedingungen: Drogenerfahrung, Schulabbrüche, mit siebzehn Jahren auf der Straße, heimatlos und schwanger.

Der Kontakt zu den Adoptiveltern war fortan schlecht bis gar nicht vorhanden. Sie schämten sich für ihre *„missratene"* Tochter.

Zur Großmutter hielt Sara den Kontakt aufrecht. *„Die Oma war die Einzige, die mir Werte vermittelt hat"*, erzählt sie. Diese gab ihre Enkelin nicht auf. Doch die Großmutter wurde ein Pflegefall. Sara war seitens der Adoptiveltern jede Möglichkeit einer Kontaktaufnahme untersagt. Bei der Beerdigung ihrer Oma war Saras Anwesenheit nicht erwünscht.

Sara hatte inzwischen die Verantwortung für ein eigenes kleines Kind und kein Zuhause. *„Ich war in einem eigenen Universum."* Sie war auf sich allein gestellt und fand Aufnahme in einem Frauenhaus.

Zu Beginn der Therapie berichtet Sara von einem Traum, der darauf hinweist, wie schutzlos und ausgeliefert sie sich fühlt:

> *„Ich habe kein Dach über dem Kopf. Bin gehetzt, ausgegrenzt, unsicher."*

Sara kommt seit zwei Jahren regelmäßig in die Psychotherapie. Sie versäumt keine einzige Stunde. Sie kommt gern. Sie bringt mir immer wieder ein vierblättriges Kleeblatt mit, das sie auf einer Wiese vor meiner Praxis findet.

In der ersten Therapiephase ist Sara oft aufgebracht und berichtet zum Teil sehr wütend über negative Erlebnisse mit ihren Mitmenschen. Eine Zeitlang weiß ich nicht, welche Formen diese Ausbrüche annehmen und wie ich ihre immer lauter werdende, fast schreiende Stimme zügeln kann. Ich spüre meine Sorge, die Situation könnte eskalieren. Doch ich lasse Sara gewähren, ich gebe ihr Zeit. Ich denke oft an ihre Beziehung zur Großmutter, die sie als positiv erlebt hat. In der Therapie fühlt sie sich zum ersten Mal in ihrem Leben wahrgenommen, ernstgenommen und verstanden. Sie beginnt zu vertrauen. Eine positive Übertragung auf mich ist spürbar.

Meine anfängliche Besorgnis über die Reaktionen dieser zarten, oft wütenden und rebellischen Frau lässt nach. Vor der Sommerpause sagt Sara zu mir: *„Sie sind meine allergrößte Stütze und mein Schutzengel."*

Sie, die immer Verlassene, kann nun darauf bauen, dass ich sie nicht verlasse – im Sinne der Sicherheit der therapeutischen Beziehung und des therapeutischen Settings, die sie halten und ihr immer wieder helfen, sich zu stabilisieren. Anfangs hatte ich den Eindruck, als ob Sara gegen die ganze Welt kämpft. Sie kam oft wütend in die Therapiestunden.

Meine in der Therapie gesprochenen Worte scheint sie aufzusaugen. Aufmerksam und mit wachen Sinnen nimmt sie unsere Dialoge wahr. Sie beruhigt sich jeweils während der therapeutischen Einheiten und geht gelöst und aufatmend nach Hause.

Allmählich löst sie sich aus einer destruktiven Beziehung zu einem Mann, der sie demütigt. Ihr Verhältnis zu ihrem Sohn wird liebevoller.

Zwei weitere Träume lassen auf ihre mangelnde Abgrenzung schließen. Kein innerer Raum scheint vorhanden zu sein, wo sie sich sicher fühlen kann:

> *„Ich lasse Leute in meine Wohnung. Dann fehlen mir Gegenstände."*
>
> *„Ich sehe von innen, wie jemand von außen den Schlüssel in meine Eingangstür steckt und aufmacht."*

Nach einiger Zeit hören diese – sich wiederholenden – Träume auf. Das kleine Mädchen, das sie einmal war, wird spürbar für sie. Und auch für mich. Sara entdeckt einen neuen inneren Raum für sich. Sie, die sich nie spüren durfte, beginnt ein neues Gefühl zu entdecken: Selbstliebe.

Ein Sandbild, nach drei Monaten Therapie gestaltet, ist eindrucksvoll. Sowohl die Problematik der Klientin, als auch Heilungstendenzen und Ressourcen, auf die sie bauen kann, werden sichtbar. Wir sind dabei, diese mehr und mehr zu entdecken. Sie nennt das Bild:

„Das Licht ist das Ziel"

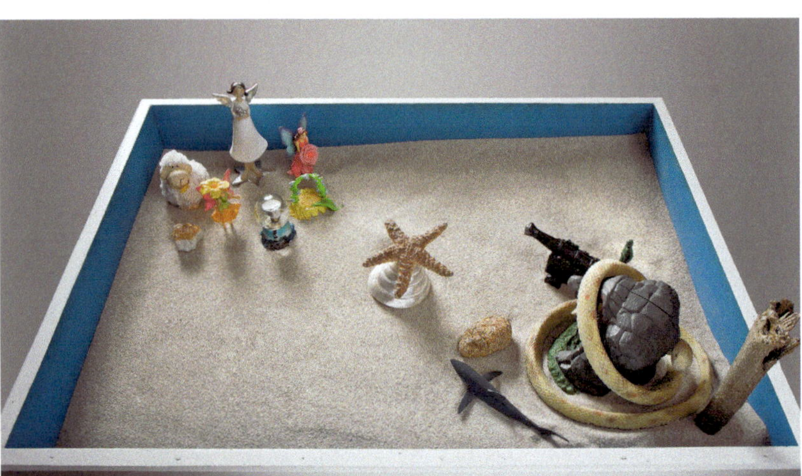

Abb. 5: Sara, Sandbild (Initialbild)

Das Bild wirkt bereits auf den ersten Blick sehr kontrastreich: Zwei unterschiedliche Bereiche zeichnen sich deutlich ab und bilden einen Gegenpol. Selbst Sara ist überrascht von dieser Diskrepanz.

Der linke obere Quadrant ist kreisförmig angeordnet und wirkt hell, fröhlich und heiter. Er vermittelt Leichtigkeit und Lebensfreude. Sara sagt, hier sind ihre Sehnsüchte und Ideale. Dieser Platz stehe aber auch für die Therapie, in der sie sich gut aufgehoben fühlt. Zwei Elfen und ein weißes Schaf sind links oben zu sehen, davor befindet sich ein brauner Stein, daneben eine Möwe in einer Glaskugel sowie eine gelbe Blüte. Der große Engel mit dem weißen langen Kleid trägt drei Herzen an seine Brust gedrückt. *„Das sind Sie"*, sagt Sara und meint mich. *„Sie sind meine Beschützerin."* Sie selbst ist die Möwe in der Glaskugel: *„Hier kann mir nichts passieren."*

Dieser Bereich entspricht dem Geistigen, Spirituellen. Es ist aber auch der Ort, an den man sich vor Bedrohungen und Belastungen im Leben flüchtet.

Doch es gibt noch den anderen Bildraum: Der rechte untere Quadrant wirkt bedrückend und bedrohlich. Eine graue Burg wird von einer langen gelben Schlange umwickelt. „*Die hat eine gespaltene Zunge*", sagt Sara. Eine Kanone richtet sich gegen den linken oberen Bereich, ein Soldat steht dahinter. Ein bissiger Hai schwimmt von unten hervor Richtung Bildmitte, wo sich ein Seestern befindet. Ein Holzstamm in der rechten unteren Ecke überragt in seiner Größe den beschützenden Engel im Elfenbereich.

In der Raumsymbolik zeigt der Rechts-unten-Quadrant die Erfahrungen der Beziehung zur realen Mutter und auch zur gegenwärtigen Realität. In ihrer Kindheit hat Sara sich als schutzlos erlebt: Sie wurde speziell von ihrer Adoptivmutter immer wieder verbal angegriffen und im Stich gelassen. So erlebt sie nun ihre inneren Kämpfe mit sich selbst und ihre äußeren Kämpfe mit der Welt um sich: oft mächtig und bedrohlich. Gleichzeitig gibt uns Sara jedoch auch Einblick in ihre Kraft und Wehrhaftigkeit.

Zuletzt wandert die Aufmerksamkeit der Klientin beim Betrachten der Sandgestaltung wieder nach links oben, zur hellen und schützenden Ecke des Bildes. Sie verlässt nach dem Erbauen des Sandbildes und der gemeinsamen Reflexion tief berührt die Therapiestunde.

Das Bild zeigt in seiner Gegensätzlichkeit, dass noch viel Integrationsarbeit im Laufe der Therapie nötig sein wird, aber es zeigt bereits auch Ansätze von Resilienz. Ein innerer unversehrter Kern wird wirksam. Ich vermute, die von der Großmutter erfahrene Liebe wirkt unterstützend weiter.

In der Therapie sind wir auf dem Weg, diesen Raum gemeinsam zu betreten, sehr vorsichtig und behutsam. Wir erschließen ihn neu. Ganz langsam.

Stand und Entwicklung der Therapie

Bedeutsam ist der gelingende Prozess einer positiv erlebten Bindungsbeziehung, in der Sara ihre traumatisierenden Erfahrungen aus der Kindheit und Jugend aufarbeiten kann. Eine Basis dafür ist schon vorhanden. In weiterer Folge ist bereits die Auseinandersetzung mit ihren eigenen destruktiven, sich im Schatten befindlichen, Anteilen möglich. Diese Phase wird wohl noch einige Zeit in Anspruch nehmen.

Für Saras weitere Entwicklung ist es ebenso wichtig, die Qualität und Tragfähigkeit externer Faktoren, wie zum Beispiel ein unterstützendes Umfeld und soziale Kontakte, zu stabilisieren.

In welcher Hinsicht hat sich Resilienz entwickelt?

- Die Klientin ist zu mir, ihrer Therapeutin, eine positive Bindung eingegangen. Eine sichere Bindungsbeziehung wirkt aufbauend für Resilienz.
- Hinsichtlich ihrer Symptomatik berichtet die Klientin über positive Veränderungen.
- Das Verhältnis zu ihrem Sohn hat sich verbessert. Sie kann sich jetzt mehr um ihn kümmern, hält Spannung aus. Auch läuft sie nicht mehr wütend weg, wenn beide in Streit geraten. Sie erkennt, dass sie ihrem Sohn gegenüber bisher zu belehrend und abwertend war. Sara bemüht sich nun um ihn und reflektiert dabei ihr eigenes Verhalten.
- Sara entwickelt einen sarkastischen Humor und bringt mich oft herzhaft zum Lachen. Sie ist optimistischer als zu Beginn der Therapie und achtet nun auf jene Bereiche in ihrem Leben, die gut funktionieren.
- In ihrer neuen Beziehung zu einem Mann fühlt sie sich nicht mehr als Opfer. Sie lässt sich nicht mehr abwerten wie in sämtlichen Beziehungen davor. Diese Beziehung ist zwar schwierig, wie sie berichtet, aber sie erkennt: *„Ich kann jederzeit gehen, wenn mich ein Mann schlecht behandelt“.*
- Zu Beginn der Therapie äußerte sie den Wunsch, sich besser abzugrenzen und selbstsicherer zu werden. Das gelingt ihr inzwischen. Zudem hat sie Selbstwirksamkeit entwickelt. Das ist daran erkennbar, dass sie nicht mehr hilflos reagiert, sondern sich zutraut, Probleme eigenständig zu lösen.
- Insgesamt gesehen reagiert sie schon konstruktiver auf schwierige Situationen.

Alles läuft gut, trotz Gegenwind – Begleitung einer Schizophrenie

Melanie ist eine junge Frau Mitte zwanzig. Von ihren Eltern wird sie als einstmals sehr fröhliches, lebhaftes und phantasiebegabtes Mädchen beschrieben. Auch Melanie selbst sieht sich so. Im Alter von sechzehn Jahren erkrankte das Mädchen an Schizophrenie. Es gab keine Vorerkrankungen in der Familie und auch keine Traumatisierungen in der Kindheit. Vor dem Ausbruch der Krankheit fühlte sie sich in der Schule überfordert und erlebte Mobbing seitens einiger Mitschülerinnen. Das war für die damalige Jugendliche schwer auszuhalten. Als die Schizophrenie akut wurde, saß Melanie am offenen Fenster im ersten Stock ihres Elternhauses und wollte hinunterspringen. Es folgten: Klinikaufenthalte, Hoffnungen, die Suche nach Lösungen und schließlich die Diagnose. Viele Bemühungen, der Diagnose zu entkommen und sie abzuwenden – es konnte ja doch nicht sein, dass es Melanie trifft! Hoffnung, dass der Schub nur einmalig war. Und schließlich: sich damit abfinden müssen, das Beste daraus machen – das Allerbeste.

Melanie kommt seit sechs Jahren in die Psychotherapie. Inzwischen ist daraus eine kontinuierliche therapeutische Begleitung geworden, die ihre emotionale Stabilität unterstützen soll. Die junge Frau hört nach wie vor Stimmen, was zum Erscheinungsbild der schizophrenen Erkrankung gehört. Doch sie meistert ihren Alltag und ihr Leben inzwischen gut. Sie lebt in einer Wohngemeinschaft, hat sozialpsychiatrische Betreuung und hält guten, intensiven Kontakt zu ihrer Familie – einem liebevollen Elternhaus. Sichere Bindung zeichnet sich zu beiden Elternteilen seit Kindheit an ab. Beste Unterstützung und Begleitung seitens ihrer Familie ist ihr gewiss. Melanie kann sich darauf verlassen. Alle haben gelernt, mit ihrer Erkrankung zu leben, Fortschritte in ihrer Entwicklung zu sehen und auf weitere Verbesserung zu vertrauen. In jeder Hinsicht.

Melanie murmelte im ersten Jahr ihrer Therapie Worte vor sich hin und schrieb diese auf einem Block nieder. Sie hörte zu dieser Zeit viele unterschiedliche Stimmen. Im ersten Therapiejahr erlebte ich Melanie sehr müde, erschöpft und unkonzentriert. „*Ich bin besetzt*“, sagte sie.

Sie erzählte von Träumen, die sich wiederholten und in denen sie aus großer Höhe hinunterfällt. Diese Träume ängstigten sie.

Dennoch sagt sie: „*Ich bin in der Nacht am glücklichsten, wenn ich der Welt entkommen kann!*“

Ihre Wünsche zu Therapiebeginn waren, ihre Vergangenheit – damit meinte sie den Ausbruch ihrer Krankheit – besser zu verarbeiten und über alles mit mir reden zu können, was sie beschäftigte.

Sie meldet mir immer wieder zurück, dass sie sich wohl fühlt hier, weil ich ihr zuhöre und oft nachfrage. „*Böse*“ Stimmen, die ihr sagen, eine neue Tochter wäre bei ihren Eltern eingezogen, oder dass niemand etwas mit ihr zu tun haben will, kann sie gut mit mir besprechen. Sie erstaunt mich mit ihrer plötzlichen Aussage: „*Oder ist das jetzt wieder diese blöde Krankheit …?*“ Es ist, als hätte sie sich selbst dabei ertappt, dass es „nur“ Stimmen sind. Spontan lachen wir beide. Es wirkt befreiend.

Ein weiteres Beispiel, wie es Melanie gelingt, kurzfristig aus ihrer Erkrankung auszusteigen: Sie erzählt, die Menschen in den öffentlichen

Verkehrsmitteln würden über sie lachen. Als ich anmerke: *„Vielleicht tun sie das gar nicht…"*, antwortet sie: *„Ach ja, die haben vielleicht selbst ein Problem"*.

Nach drei Jahren psychotherapeutischer Begleitung kommt mir die junge Frau präsenter, wacher und lebenslustiger vor. Die Medikamente wurden inzwischen von ärztlicher Seite umgestellt und reduziert. Zu diesem Zeitpunkt hat sie bereits das Elternhaus verlassen und den Sprung in die Eigenständigkeit geschafft. Sie wohnt selbstständig und erhält sozialpsychiatrische Begleitung. Sie kann inzwischen stundenweise einer regelmäßigen Tätigkeit auf einem „geschützten" Arbeitsplatz nachgehen.

Vorsichtig biete ich ihr in unseren gemeinsamen Stunden Imaginationen an. Das sind zum Beispiel imaginäre Phantasiereisen in der Natur, wobei sie sich unter therapeutischer Anleitung Situationen und Stationen vorstellt und diese schildert. Wie sie mir rückmeldet und wie ich bemerke, entspannt und zentriert sie sich dabei.

Als ich ihr in fortgeschrittener Therapiephase die Möglichkeit eröffne, ein Sandbild zu bauen, lässt sie sich zaghaft, aber bereitwillig darauf ein. Mit erstaunlicher Reflexionsgabe gestaltet Melanie ihre Lebensstationen, ohne von mir dahingehend Anweisungen erhalten zu haben. Es war ihre Idee. Die Stationen ihres Lebens verlaufen von links oben nach links unten, von dort gegen den Uhrzeigersinn nach rechts unten und enden schließlich rechts oben.

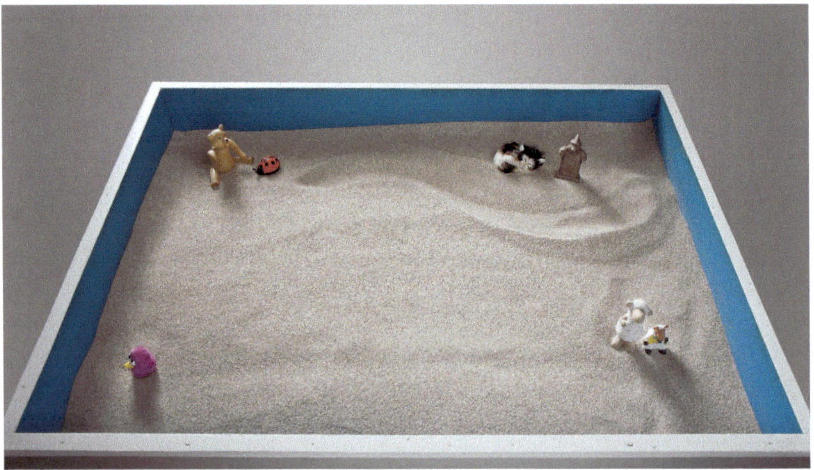

Abb. 6: Melanie, Sandbild 1 (Initialbild)

Das Zentrum des Bildes wirkt weitgehend leer. Im linken oberen Bereich sitzt ein Bär mit einem Marienkäfer. Beide stehen für ihre frühe Kindheit, sagt sie, und: *„Das bin ich, der kleine Käfer."* Im linken unteren Bereich befindet sich ein kleiner lilafarbener Vogel. Er symbolisiert ihre Kindergarten- und Volksschulzeit - eine Zeit, in der sie ein glückliches und lebensfrohes Kind war. Im rechten unteren Bereich sind ein größeres und ein kleineres Schaf nebeneinander zu sehen. *„Das sind die große und die kleine Melanie"*, erklärt sie. Dieser Bildquadrant macht sie nachdenklich. Sie kommentiert ihn folgendermaßen: Das kleine Schaf symbolisiert das fröhliche Mädchen, das Melanie einst war. Das große Schaf stellt die Jugendliche dar, die erkrankt ist und deren Leben sich schlagartig verändert hat. Nichts war mehr wie vorher. Im rechten oberen Bereich liegt eine schlafende Katze - Melanie liebt Katzen. Daneben ist eine für sie bedrohlich wirkende goldbraune Figur zu sehen. Diese Figur ordnet sie ihrer Erkrankung zu und sagt: *„Jetzt ist das Leben für mich problematisch, wenn ich böse Stimmen höre."* Dieser Bildquadrant, der die Verbindung zur Außenwelt darstellt, zeigt Melanies Bemühungen, trotz ihrer Erkrankung am Leben teilhaben zu können.

Ein weiteres Sandbild gestaltet Melanie ein halbes Jahr später:

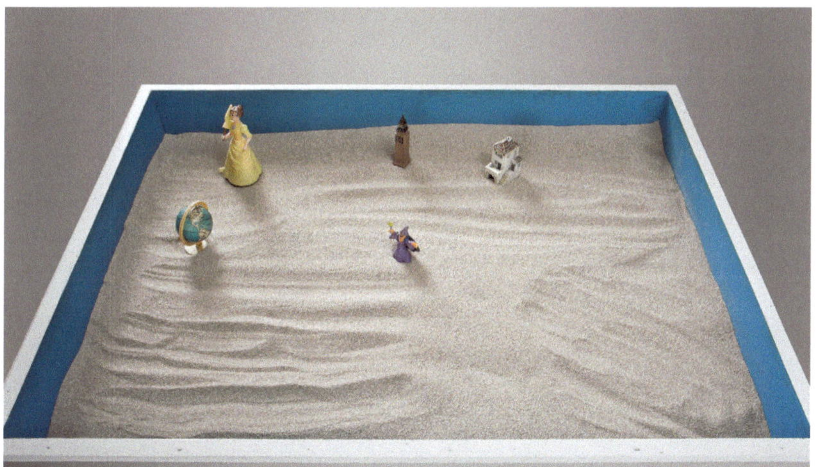

Abb. 7: Melanie, Sandbild 2

Die Frau im langen gelben Kleid – links oben – ist Melanie. Sie sagt dazu: *„Es geht mir gut“.* Rechts daneben sehen wir den Londoner „Big Ben“ und ein Haus. Beide Gebäude bleiben von Melanie unkommentiert. Der Globus im linken Bereich soll ihre Reiselust darstellen. Die kleine Figur in der Mitte bezeichnet sie als Hexe: *„Das ist ein böser Geist im Bild“*. Damit meint sie die Stimmen, die inzwischen schon zu ihrem Leben gehören.

Melanie thematisiert in der Psychotherapie immer wieder, wie die Schizophrenie ihr Leben verändert hat. In beiden bisher gestalteten Sandbildern wird die psychiatrische Erkrankung anhand von Symbolen ausgedrückt.

Ihre ersten beiden Sandbilder benennt Melanie nicht. Ihr drittes Bild erhält erstmals einen Titel:

„Frühlingserwachen“

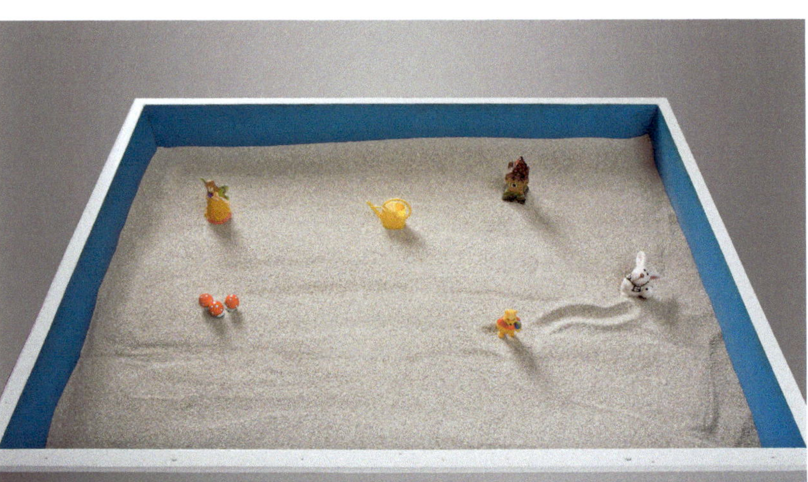

Abb. 8: Melanie, Sandbild 3

Dieses Bild wirkt hell und fröhlich. Nach dem Erbauen erklärt Melanie ihre Gestaltung innerlich bewegt: Sie selbst ist dargestellt durch die kleine Elfe links oben, die ihren Garten pflegt. Eine gelbe Gießkanne steht in der oberen Mitte des Bildes, links befinden sich drei Fliegenpilze. Ein Bär (Winni Puh) – im rechten unteren Bereich – bringt Honig, ein weißer Hase befindet sich rechts neben ihm. Beide sind durch eine Linie im Sand miteinander verbunden. Der Uhrturm in der Ecke rechts oben ist das Wahrzeichen ihrer Heimatstadt Graz, in der sie sich wohl fühlt.

In diesem Sandbild ist keine für sie bedrohliche Figur sichtbar. Es wirkt kindlich, fröhlich und unbeschwert – wie sie sich selbst als Kind schildert und wie auch ihre Eltern sie wahrgenommen haben.

Melanie bleibt – ihrem schwierigen Lebensverlauf entsprechend – in ihrer Darstellungsweise und in der Wahl der Figuren einfach. An ihren Bildern wird sichtbar, dass auch Menschen mit einer psychiatrischen Disposition durch das Bauen von Sandbildern einen hilfreichen Weg finden können, ihr Leben und ihre Gefühle besser wahrzunehmen.

Stand und Entwicklung der Therapie

Melanie hat sich gut mit ihrer Erkrankung arrangiert und kommt nur noch einmal pro Monat zur Psychotherapie. Sie wünscht sich diese Begleitung, um hier einen Ort zu haben, wo sie über sich und ihre Probleme sprechen kann und sich angenommen fühlt. Sie berichtet von guten Gefühlen, mit denen sie jeweils die Therapiestunden verlässt. Mir gegenüber ist sie humorvoller, heiterer und weniger ängstlich als zu Beginn der Therapie.

In welcher Hinsicht hat sich Resilienz entwickelt?

- Melanie hat an emotionaler Stabilität gewonnen. Sie bewältigt ihren Alltag und ihre berufliche Tätigkeit zufriedenstellend und hält ihre Termine ein.
- Sie berichtet über eine Verbesserung der Qualität der Beziehung zu sich selbst. Sie kann sich selbst und ihre Erkrankung besser akzeptieren und darüber reden.
- Sie hält eine positive Beziehung zu ihrer Familie aufrecht. Es gibt regelmäßige Kontakte und wechselseitigen Besuch. Die Familie – als externer Faktor – gibt ihr Halt und Geborgenheit und trägt somit wesentlich zu ihrer Stabilität bei.
- Nach wie vor bleibt sie in Kontakt mit zwei Schulfreundinnen, die ihr auch nach dem Ausbruch der Erkrankung treu und nahe geblieben sind.
- Sie wirkt unbekümmerter und mutiger. Sie nimmt in der Therapie immer wieder Bezug auf die zwei Lieblingsgeschichten ihrer Kindheit: *„Die rote Zora und ihre Bande“* und *„Ronja Räubertochter“*. In beiden Erzählungen sind mutige Mädchen die Protagonistinnen.

„Ich bin ein bisschen frecher geworden“, lacht Melanie. Als sie das sagt, sehe ich Freude in ihren Augen aufblitzen. Ich stelle mir Melanie dabei als lustiges und fröhliches Kind vor.

Wild, frei und wunderbar – Überwinden einer Angststörung

Lena, sechsundzwanzig Jahre alt, leidet unter einer Angststörung. Sie nennt ihre Ziele zu Therapiebeginn: Ihre Gefühle besser zulassen zu können, ihre Eifersucht verstehen zu lernen, und dass das Alleinsein den Schrecken verliert. Auch möchte sie ihren *„schwarzen Humor“* nicht mehr notwendig haben.

Sie ist das viertälteste von sieben Kindern und verbrachte ihre Kindheit und Jugend am Bauernhof. Dort durfte sie nie Besuch von anderen Kindern empfangen und fühlte sich von der Außenwelt isoliert. Aber sie hatte ihre Geschwister.

Der Vater, der seine Frau seit jeher massiv abwertete, ließ diese unmittelbar nach Lenas Geburt in eine psychiatrische Klinik einweisen, da sie an einer postnatalen Depression litt. Lena war ein sogenanntes Schreibaby. Während der Abwesenheit der Mutter wurde sie in die Obhut von Verwandten übergeben. Sie meint, dort wurde sie gut versorgt. Im Alter von einem Jahr kam Lena zu ihrer Familie zurück.

Der Vater sei despotisch und unter einem religiösen Wahn leidend, berichtet Lena, und er war seinen Kindern gegenüber verbal und körperlich gewalttätig. Nur die Klientin blieb erstaunlicherweise verschont und vorerst auch ihre jüngeren Geschwister. Dennoch hatte sie vor ihrem Vater und vor der strengen Großmutter, die den Vater dominierte, Angst. Auch die Erkrankung der Mutter ängstigte sie. Diese wirkte weitgehend abwesend und nahm ihre Mutterrolle nicht ein. Die älteste Schwester wurde zur Mutterfigur für Lena. Die Bindung zur Mutter beschreibt die Klientin als vermeidend, die zum Vater als hoch ambivalent bis hin zu desorganisiert.

Als junge Erwachsene machte sie, gemeinsam mit ihren älteren Geschwistern, eine polizeiliche Anzeige gegen den Vater, als dieser auch die jüngeren Geschwister körperlich zu misshandeln begann. Daraufhin brach Lena für einige Zeit den Kontakt zu ihren Eltern ab.

Lena beschrieb sich und ihre Geschwister zu Therapiebeginn als schwer traumatisiert. Ihre vordergründige Befürchtung war, nicht wahrgenommen, übersehen und alleingelassen zu werden. Diese Ängste, die sie seit ihrer frühesten Kindheit begleiteten, erlebte sie als existenzbedrohend. Sie bekam

Panikattacken, wenn beispielsweise ihr Partner beruflich mehrere Nächte auswärts war.

In der Therapie setzt sich Lena intensiv mit den eigenen Schwierigkeiten auseinander. Ein guter Zugang gelingt ihr über die Analyse ihrer Träume. Ein Traum aus ihrer ersten Therapiephase versinnbildlicht das eindrucksvoll:

Rückblick

„Alles ist chaotisch. Unorganisiert. Eine Frau ist bei mir. Ich kann mich nicht ausdrücken. Ich kann nur wie ein Baby schreien. Ich schreie mir die Seele aus dem Leib. Die Frau versteht mich nicht. Sie geht weg. Mein Schreien verändert sich in ein bitterliches Weinen.“

Der Traum zeigt die Not des früh verlassenen Kindes: Es schreit und wird nicht wahrgenommen. Die Frau im Traum beschreibt Lena in der Realität als mütterlich, wohlwollend und sozial. Im Traum wird Lena von ihr verlassen, so wie die Mutter sie nach der Geburt verlassen hat. Auf der Übertragungsebene bringt der Traum ihre Angst zum Ausdruck, auch von mir – ihrer Therapeutin – im Stich gelassen zu werden. Tatsächlich erträgt Lena unsere Therapiepausen, zum Beispiel während meines Urlaubs, nur sehr schwer. Sie hat Angst, es könnte mir etwas zustoßen und auch ich könnte sie verlassen.

Beim Gestalten ihres ersten Sandbildes kommen Erinnerungen aus ihrer Kindheit ins Bewusstsein. Sie wählt den Titel:

„Veränderung"

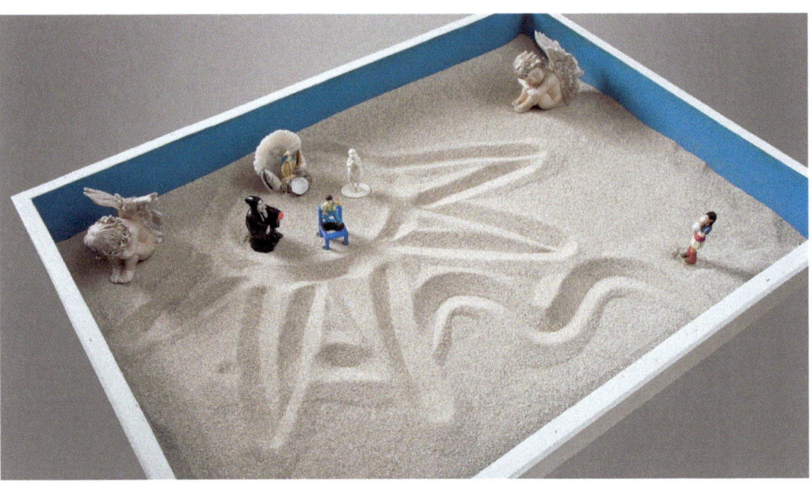

Abb. 9: Lena, Sandbild 1 (Initialbild)

In einem Kreis angeordnet sind: ihre Großmutter, symbolisch dargestellt als schwarz gekleidete Hexe, ihr Vater steht – sich größer machend – auf einem blauen Sessel, ihre Mutter als weiße, bekümmert aussehende Figur, die zum Vater blickt. Ebenfalls im Kreis befindet sich – eingebettet in eine Muschel – eine Marienfigur. Sowohl links als auch rechts oben erkennt man zwei große Engel – das sind Motive, die für Lena den religiösen Fanatismus ihres Vaters bedeuten.

In der rechten unteren Ecke des Bildes steht Lena – mit Abstand von den anderen – mit einem kleinen weißen Hasen im Arm und betrachtet nachdenklich die Erwachsenen. Traurig erzählt sie von einem Kindheitserlebnis, als sie vom Vater gezwungen wurde, ihren geschlachteten Lieblingshasen zu essen. Dieser Quadrant verdeutlicht raumsymbolisch gesehen die Erfahrungen der Beziehung zur eigenen Mutter: Im Sandbild steht Lena schutzlos da. Sie wurde ja schon als Baby fremden Menschen überlassen.

Die in den Sand gezeichneten Strahlen, die sich um den Kreis anordnen und wie eine Sonne wirken, sollen darauf hinweisen, dass Lena sich in Sicherheit bringen will vor der Dynamik der Erwachsenen.

Gab es für Lena Ressourcen in der Kindheit? Ja, ihre Geschwister, sagt sie. Und die Bildung, die sie sich aneignete, war eine große Ressource. Weiters hatte sie von klein auf einen ausgeprägten Sinn für Gerechtigkeit. Sie spürt inzwischen sehr gut, dass sie im Recht ist mit dem, was sie wahrnimmt. *„Es war nicht in Ordnung, wie wir behandelt wurden!"*

Ein von Lena gestaltetes Sandbild nach drei Jahren Therapie vermittelt Zuversicht. Sie nennt ihr Bild:

„Sehnsuchtsort"

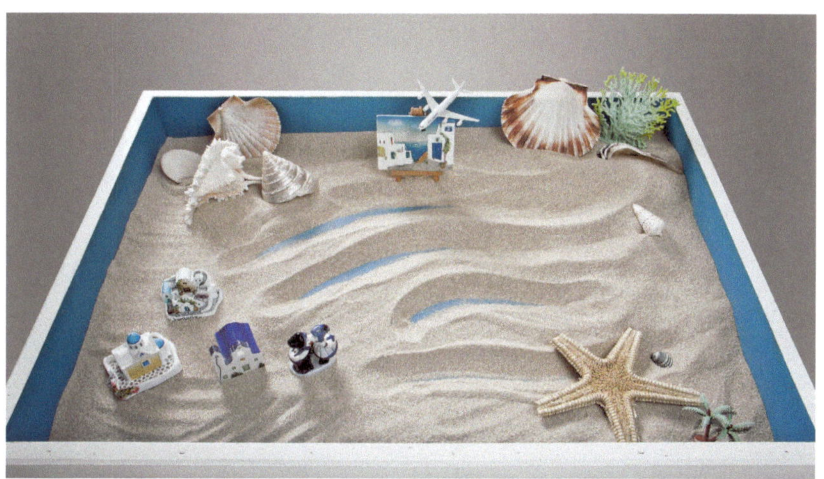

Abb. 10: Lena, Sandbild 2

Lena wählt Gegenstände, die für sie die Bedeutung von Urlaub, Meer, Freiheit, Strand und Spiel haben: Links unten stehen Häuser mit südlichem Flair sowie ein einander zugewandtes, sich küssendes Paar - das sind sie und ihr Partner. Links oben sind Muscheln zu sehen. Ein Flugzeug über einem griechischen Haus (oben in der Mitte) ist im Landeanflug. Rechts oben befinden sich eine grüne Koralle und ebenfalls Muscheln, die das Meer darstellen. Rechts unten liegt ein Seestern, dessen Zacken beschädigt sind. Lena bringt damit ihre Fragilität zum Ausdruck: *„Der Seestern ist nicht ganz heil und dennoch schön"*.

Beim gemeinsamen Betrachten des Bildes erzählt sie, dass sie bereits viel von ihrer Kindheitsproblematik im therapeutischen Prozess hinter sich gelassen hat. Das Flugzeug kann landen, so wie sie nun das Gefühl hat, im Hier und Jetzt angekommen zu sein. Eine starke Dynamik - symbolisiert durch eine Welle, die von links unten nach rechts oben verläuft - verweist auf die Intensität ihrer Sehnsucht, sich persönlich weiterzuentwickeln. Diese Bewegungsrichtung kann auch auf eine Zuwendung zu einer verstärkten lebens- und gefühlsbetonten Einstellung hindeuten.

Ein Traum aus jener Phase ihrer Therapie, in der Lena begann, sich emotional zu stabilisieren, berührt sie sehr. In diesem Traum kommt zum Ausdruck, wie sich Lenas Leben inzwischen zum Positiven verändert hat. Sie nennt ihn:

„Der Resilienz-Traum"

„Ich bin in einem Haus. Alles bebt. Wände und Böden verschieben sich. Das Haus wird größer. Es befindet sich auf einem alten Misthaufen in meinem Kindheitsort."

Lena sagt, nun verändere sich alles in ihrem Leben: *„Alles wird größer. Der Misthaufen wandelt sich zum Dünger. Jetzt kann alles neu wachsen."* Das Haus, das sich weitet, ist ihr *„Seelenhaus"*, das jetzt größere Dimensionen annimmt, andere Blickwinkel erlaubt und neue Sichtweisen einziehen lässt.

Stand und Entwicklung der Therapie

Lenas Wahrnehmung und Verständnis für die dynamischen Prozesse des Unbewussten haben sich während unserer gemeinsamen Arbeit sensibilisiert und verfeinert. Das zeigt sich in ihrer Begabung im Umgang mit der Bild- und Symbolsprache des Unbewussten. Sie hat die Fähigkeit erworben, Rückfälle in alte Verhaltensmuster und Ängste zu tolerieren. Sie ist zwar noch nicht gefeit vor Regressionen, aber überwindet sie immer wieder neu. Dass sie Abstand zu ihren Eltern wahrt, bezeichnet sie als Selbstschutz.

Ihr *„Resilienz-Traum"* trägt bereits den Charakter einer positiven Entwicklung zu mehr Lebensfreude in sich. *„Ich weiß jetzt, dass ich wertvoll bin. Ich habe gelernt, mich selbst zu lieben"*, stellt sie fest.

Um als Therapeutin den Prozess ihrer letzten Therapiephase gut begleiten zu können, sind besondere Aufmerksamkeit, Empathie, Geduld und Klarheit von großer Bedeutung.

In welcher Hinsicht hat sich Resilienz entwickelt?

- Die Klientin entdeckt ihre innere Freiheit, fühlt sich unabhängiger von der Meinung anderer und erlebt sich selbstständiger in ihren Entscheidungen.
- Sie findet Worte für das Unrecht, das ihr und ihren Geschwistern widerfahren ist. Sie beginnt sich zur Wehr zu setzen.

- Sie erklärt den Abstand, den sie zu ihren Eltern wahrt, als notwendig. Er schützt sie vor Gefühlen der Vergangenheit und gibt Raum für ihre neuen emotionalen Empfindungen.
- Sie entdeckt ihren Humor neu: Ein anfangs sarkastischer Humor, für den sie im Freundeskreis bekannt war, hat sich in einen mehr und mehr beseelten und fröhlichen gewandelt.
- Lena nimmt ihre Stärke wahr, die sie nun leben darf und kann.
- Lena ist stolz auf ihre neu gewonnene *„Wildheit"*, wie sie sagt. Damit meint sie, dass sie Handlungen wagt, auch wenn sie das Gefühl hat, damit anzuecken.
- Ihr Umgang mit ihren Verlustängsten hat sich verbessert. Sie berichtet über eine neue Qualität ihrer partnerschaftlichen Beziehung. Eifersucht ist zwar immer noch ein Thema – im Besonderen hat sie Angst, ihren Partner zu verlieren. Jedoch verfügt sie nun über Strategien, mit ihren Ängsten umzugehen.
- Sie fühlt sich in ihrem Körper wohl, akzeptiert ihn und lebt ihre Weiblichkeit bewusster.

Mein Herz tut so weh – Trauer, die alles überschattet

Sandra, eine dreißigjährige alleinstehende Frau, trauert um ihren toten Vater, der einige Monate vor Therapiebeginn an einer unheilbaren Erkrankung verstorben ist. Monatelang hat sie den leidenden und sterbenden Vater begleitet. Ihr emotionales Befinden beschreibt die Klientin anfangs so: *„Ich bin in ein depressives Loch gefallen."*

Die sonst so lebensfrohe Frau fühlt sich von ihrer Trauer überwältigt. Auch plagen sie die Erinnerungen an den langsamen körperlichen Verfall des Vaters, der schließlich in ihren Armen gestorben ist. Diese Erfahrungen hat sie als traumatisierend erlebt. Sie zieht sich infolgedessen von ihrer Umwelt zurück und schränkt ihre Sozialkontakte ein. Sie kann und will nicht über ihren Schmerz reden, will nicht auf den erlittenen Verlust angesprochen werden. Mit ihren drei trauernden Geschwistern und mit ihrer verzweifelten Mutter zusammen zu sein, hält sie wegen ihres eigenen Schmerzes nicht aus.

Sandra wünscht sich Unterstützung bei der Trauerarbeit. Sie will das Geschehene nicht mehr verdrängen und möchte wieder Zugang zu ihrer Lebensfreude gewinnen. Sie klagt über Verlustängste sowie über Druck- und Spannungsgefühle im Brustbereich.

Ihre Kindheit beschreibt sie als glücklich. Die Bindung zu beiden Eltern scheint von Anfang an eine sichere gewesen zu sein. Ihre Beziehung zum verstorbenen Vater war seit Kindheit an sehr vertraut. Sie beschreibt ihn als gutmütig, engagiert, aber auch manchmal starrsinnig. Eine herzliche Beziehung pflegte sie stets auch zur Mutter. Diese sei überfürsorglich und ebenfalls gutmütig. Ich habe jedoch den Eindruck, dass eine Ablösung von beiden Elternteilen, im Besonderen vom Vater, im Erwachsenenalter noch nicht vollzogen worden ist. Sandra ist bisher noch keine Partnerschaft eingegangen, was auf die fehlende Ablösung hinweisen könnte. Doch sie sehnt sich nach einer eigenen Familie.

Zu ihren Geschwistern pflegt sie, ihren Erzählungen nach zu schließen, gute Beziehungen. Sie steht mit ihnen in regelmäßigem Kontakt.

In der ersten Therapiephase weint Sandra viel, es fällt ihr schwer zu sprechen. Sie gibt sich große Mühe und merkt: Es geht noch nicht. Sie muss auch noch nicht, sie hat Zeit.

Ein Anfangstraum spiegelt ihren seelischen Schmerz:

> „Ich habe Herzweh. Kleine Nadeln durchbohren mein Herz. Auf jeder Nadel befinden sich Grabkreuze."

Sie äußert zu diesem Traum, dass sie noch viel Zeit braucht, um ihre Lebensfreude wiederzufinden. Sie spürt ihre Trauer auf körperlicher und seelischer Ebene und empfindet Herzschmerzen.

In der ersten Therapiephase, kurz vor Weihnachten, gestaltet Sandra ihr erstes Sandbild und bringt damit ihr emotionales Befinden zum Ausdruck. Sie nennt dieses Bild:

„Seelenruhe"

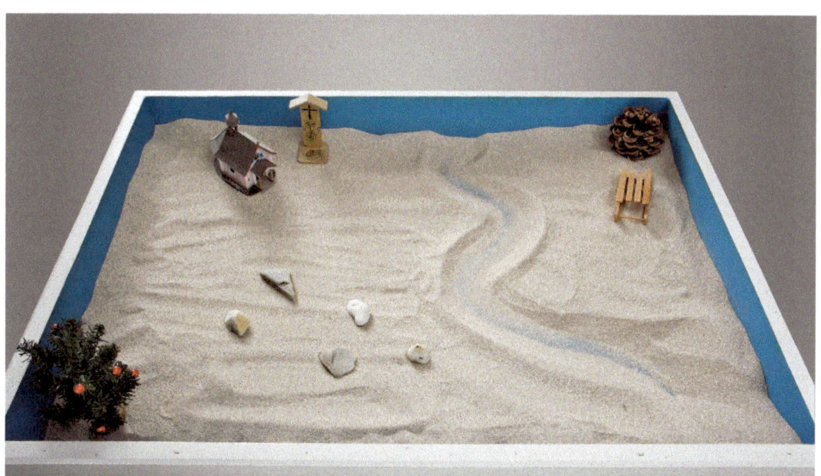

Abb. 11: Sandra, Sandbild 1 (Initialbild)

Im linken unteren Bereich steht ein geschmückter Weihnachtsbaum. Sandra freut sich auf das bevorstehende Weihnachtsfest mit ihrer Mutter und den Geschwistern, hat jedoch auch Angst davor. Angst, dass der Vater zu sehr fehlt. Angst, dass die Familie mit seinem leer bleibenden Platz nicht zurechtkommen werde.

Sandras Verlust, Trauer und Abschied kommen im linken oberen Quadranten zum Ausdruck: Hier befinden sich eine Kirche und ein Grabmal mit einem schwarzen Kreuz. Beide ordnet Sandra dem Tod des Vaters zu. Das Betrachten dieses Bildquadranten stimmt sie traurig. Ebenfalls im linken Bereich des Bildes liegen fünf Steine im Sand. Jeder Stein, meint Sandra, steht für ein Familienmitglied: für ihre Mutter, für ihre drei Geschwister und für sie selbst.

Ein Fluss, in einer schlangenförmigen Linie von oben nach rechts unten verlaufend, grenzt den linken und rechten Bereich des Bildes voneinander ab. Der rechte obere Quadrant steht für Verbindung zur Außenwelt – ein Zugang dorthin ist noch nicht möglich, sagt die Klientin: *„Der Weg dahin ist noch abgeschnitten."* Dort sind auf einem Hügel ein Bockerl (Föhrenzapfen) zu sehen sowie ein brauner Schlitten. *„Da ist meine Lebensfreude, aber ich kann noch nicht hin."* Sandra ist über ihren Zugang zu Träumen froh, obwohl diese anfangs belastend für sie waren. Sie träumte in der ersten

Therapiephase vom Ersticken, von Zombies und von Euthanasie, bis sie nun – *„am Tiefpunkt angelangt“* – langsam Rückschau nehmen kann.

Ein zweites Sandbild gestaltet Sandra einige Monate später, als sich der innere Druck langsam löst und es ihr besser geht. Sie hat wieder begonnen, sich mit Freundinnen zu treffen. Es fällt ihr schon leichter, über den Tod des Vaters zu sprechen. Für dieses Sandbild wählt sie den Titel:

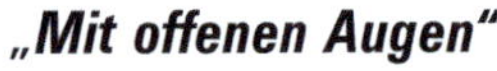

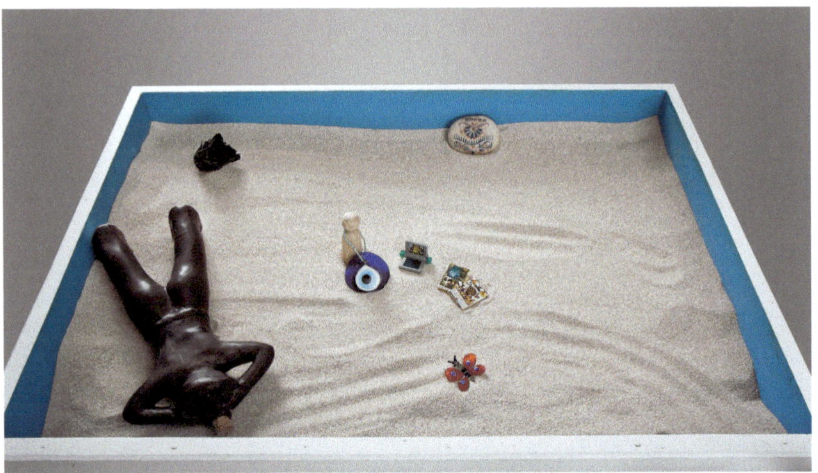

Abb. 12: Sandra, Sandbild 2

Die linke Seite des Bildes überschatten schwarze Elemente: Eine große männliche Steinfigur liegt unübersehbar im Sand, als wäre sie umgefallen. So wie der starke Vater, der zeitlebens schwierige Situationen in Angriff genommen, diese gelöst hat und nun erstarrt ist. Dieser Quadrant, links unten, ist verbunden mit tiefen Ängsten und traumatischen Erfahrungen. Das Sterben und langsame Verschwinden des einst starken Vaters hat Sandra schwer erschüttert.

Eine schwarze Rose, links oben, drückt die Trauer der Klientin über den Verlust des Vaters aus: *„Er liebte Rosen und hat seinen eigenen Rosengarten gehegt und gepflegt.“*

Das Zentrum des Bildes wirkt hoffnungsfroh und lebendig. Das Auge in der Mitte des Bildes stellt für Sandra Schutz dar. Es hält *„alles Böse“* von ihr fern. So wie der Vater sie bisher beschützte, muss sie nun auf sich selber achtgeben, sagt sie. Unmittelbar rechts daneben weisen ein kleiner Laptop und ein Buch darauf hin, dass Sandra wieder in der Lage ist, zu lesen und sich auf andere Dinge zu konzentrieren. Das war ihr in den Monaten davor noch nicht möglich. Sie erlebt sich selbst nun nicht mehr depressiv und kann am Leben wieder unbeschwerter teilnehmen.

Ein buntbemalter Stein liegt am oberen Bildrand. Ein roter Schmetterling – im unteren Bereich – flattert fröhlich ins Bild. Sandra spürt, wie sie ihre Lebensfreude wiedergewinnt.

Alle Bereiche des Bildes sind zugänglich. Der noch im ersten Sandbild durch den Fluss abgeschnittene Weg – nach rechts oben – ist nun frei begehbar.

Ein Traum, den Sandra ein paar Monate später mitbringt, gibt Hinweis auf ihre Fortschritte, die Trauer zu bewältigen. Sie nennt den Traum:

„Schade, dass du nicht da bist!"

„Ich bin beim Papa am Krankenbett. Es ist das Sterbebett. Er schläft ein. Ich bin angespannt und fertig. Der nächste Tag ist ein toller Tag mit der Familie. Ich sag zur Mama: ‚Das war ein richtig schöner Tag!' Im Traum realisiere ich, dass der Papa schon gestorben ist."

Sandra sagt dazu, sie vermisse ihren Vater, aber jetzt ohne Schmerz. Sie kann nun darüber sprechen und sich eingestehen, dass er tot ist.

Es ist ihr wieder möglich nach vorwärts zu schauen. Sandra nennt ihr letztes Sandbild vor Therapieende:

„Das Leben geht weiter“

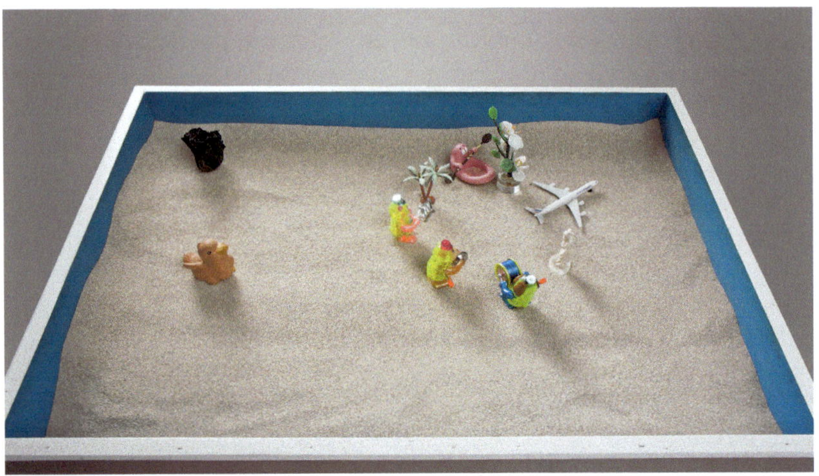

Abb. 13: Sandra, Sandbild 3

Links oben sieht man – diesmal in aufgerichteter Stellung – die schwarze Rose aus dem zweiten Sandbild. Diese symbolisiert für Sandra ihren Vater und seine Lieblingsblumen. Die Ente im linken Bereich des Bildes steht für Sandras zurückgekehrte Fröhlichkeit.

Im rechten oberen Bereich in Sandras Bild befinden sich Figuren, die im Kreis angeordnet sind. Sie drücken Lebendigkeit aus. Drei Musikanten spielen auf ihren Instrumenten, so wie Sandra nun wieder in der Lage ist, auf ihrer Klarinette zu spielen. Das war ihr in der schwierigsten Phase der Trauer nicht möglich. Eine weiße Frauengestalt, rechts neben dem Trommler, ist eine besorgt aussehende Frau, die zur Rose blickt. Dazu sagt Sandra, das sei ihre Mutter, die zu ihrem verstorbenen Mann schaut. Die Mutter sei noch in ihrer Trauer gefangen.

Nach dem raumsymbolischen Deutungsschema ist die rechte obere Bildseite der Ort der Zielsetzungen, und womit man sich zukünftig auseinandersetzen will. Das Flugzeug symbolisiert, dass Sandra nun *„abflugbereit“* ist. Sie hat wieder Zukunftspläne und möchte reisen.

Nach einem Jahr psychotherapeutischer Begleitung sagt Sandra, es sei nun Zeit, loszulassen und den nächsten Schritt zu wagen. Wir klären gut ab, ob sie noch weitere therapeutische Begleitung benötigt. Sie entscheidet sich, es nun allein zu versuchen.

Stand und Entwicklung zu Therapieende

Sandra kam mit dem Wunsch in die Therapie, Unterstützung bei der Verarbeitung ihrer Trauer um den toten Vater zu bekommen. Sie hat die Phasen der Trauer sehr bewusst erfahren und wahrgenommen. Die Therapeutin erlebte sie als wertschätzende und verlässliche Begleiterin. Sie fand dadurch eine Bezugsperson, die ihr half, sich ihrer Trauer zu stellen und an entscheidenden Weggabelungen Orientierung zu finden.

Dass sie den Vater zu sehr idealisierte, wurde nicht bearbeitet. Meine Hinweise diesbezüglich griff sie nicht auf. Vielleicht wird dieses Thema zu einem anderen Zeitpunkt für sie aktuell.

In welcher Hinsicht hat sich Resilienz entwickelt?

- Sandra fühlte sich gegen Ende der Therapie emotional stabiler und offener für die Begegnung mit anderen. Sie war bereit, ihr soziales Leben aktiver zu gestalten und zu erweitern.
- Sie stellte positive Veränderungen hinsichtlich ihres Erlebens von Selbstwirksamkeit fest.
- Ihre körperlichen Beschwerden, in Form von Druckgefühlen im Brustbereich, legten sich.
- Sie schaffte es, nachsichtiger und weniger streng mit sich selbst zu sein. Es musste nicht mehr alles perfekt geregelt sein.
- Sie wirkte fröhlicher als zu Therapiebeginn und entdeckte ihre Lebenslust.
- Gegen Ende der Therapie war ihre Arbeits- und Leistungsfähigkeit wieder intakt.
- Sandra spielte wieder gerne auf ihrer Klarinette. Das war ihr während ihrer Trauer nicht möglich gewesen.
- Sie entdeckte erstmals Fernweh in sich und plante eine mehrmonatige Studienreise.

Ich habe Angst, erschossen zu werden – Erfahrung von Krieg und Flucht

Amra ist Anfang sechzig und lebt seit den 1990er Jahren in Österreich. Sie ist während eines Krieges mit ihrem Mann und den zwei Töchtern aus ihrer Heimat geflohen. Die Angst sitze ihr immer noch *„in den Knochen"*, sagt sie.

Sie leidet unter einer posttraumatischen Belastungsstörung und klagt über starke Rückenschmerzen, Depressionen und wiederkehrende Panikattacken. Ebenso kriege sie manchmal nicht genug Luft zum Atmen, sagt sie. Auch könne sie nicht lange Kontakt zu anderen Menschen halten. Amra nimmt viele Medikamente (Psychopharmaka) ein.

Nach Kriegsende in ihrer Heimat hat sie beschlossen, in Österreich zu bleiben. Sie könne nicht zurückgehen. Ihre Worte dazu: *„Die Gesetze in meiner ehemaligen Heimat machen mich kaputt."*

Traurige Erfahrungen belasten sie nach wie vor: Ihr erstes Kind war eine Totgeburt.

Was ihre eigene Kindheit betrifft, erinnert sie sich: Ihre fünf Jahre alte Schwester ist in ihrem Beisein in einem Fluss ertrunken. Da war die Klientin drei Jahre alt – ein bis heute traumatisierendes Ereignis. Sie erzählt, dass sie in der Kindheit oft krank war und hohes Fieber hatte. Ihre Mutter erlebte sie als schwierige Persönlichkeit, den Vater hingegen als liebevoll und still.

Sie wäre ein offenes und herzliches Kind gewesen, sagt sie. Auf meine Frage nach Ressourcen in ihrer Kindheit erwähnt sie gute Freundschaften zu Gleichaltrigen sowie Erinnerungen an ihre liebe, fördernde Lehrerin in der Volksschulzeit. Amra hat eine ihrer Töchter nach ihr benannt.

Den Start in Österreich bezeichnet Amra als *„schwarze Geschichte in meinem Leben"*. Die Zeit im Flüchtlingslager hat ihr sehr zugesetzt.

Wiederkehrende Alpträume der Klientin sind: *„Ich träume immer vom Krieg. Ich werde erschossen. Jemand sagt zu mir: Die nächste bist du!"*

Amra fühlt sich zerrissen zwischen zwei Welten. Sie habe ein ruhiges Leben in Österreich, sagt sie, und doch große Sehnsucht nach ihrer Heimat. Es zieht sie nach Hause. *„Doch das geht nicht. Vor dem Krieg war alles gut."*

Einen Traum zu Therapiebeginn nennt sie:

„Überlebensstrategie"

„Ich siedle ins Dach. Ich fühle mich nicht wohl dort. Da ist zu wenig Sonne. Es ist zu wenig hell. Ich will nicht bleiben. Da falle ich von hoch oben in die Tiefe auf den Boden."

Die Wahl des Traumtitels ist interessant. Denn tatsächlich ist es Amras Überlebensstrategie, ihre Gefühle abzuspalten und nicht spüren zu wollen. Das wäre so anstrengend, sagt sie. Sie könnte zu tief fallen. Es wäre vernichtend.

Mit ihrem Mann spricht sie nicht über den Krieg. Sie schweigen über diese Zeit. Das Thema ist ständig präsent und gleichzeitig ein Tabu. Sie flüchtet ins Denken, ins Rationale. *„Alles spielt sich nur im Kopf ab."* Amra hat Angst, dass der Schmerz nach dem Fallen nicht auszuhalten wäre.

Sie hat im Krieg sowohl ihren Vater, ihren Schwiegervater als auch eine Nichte verloren. Sie wurden erschossen. Zwanzig Tage lang wurde sie, die damalige Krankenschwester, gemeinsam mit vielen Arbeitskolleg*innen im Krankenhaus eingesperrt. Sie bekamen nur Wasser zu trinken und kaum zu essen. Jeden Tag wurden vor ihren Augen Menschen erschossen. Die Hälfte des anwesenden Krankenhauspersonals war schließlich tot. Sie hat überlebt. Geblieben ist ihr ein tiefsitzender Schock und ein *„Überlebensschuldsyndrom"*: *„Wieso ich und nicht die anderen?"*

Sie habe eine Wut auf Gott, der das alles zugelassen hat, sagt sie.

Amra ist therapeutisch gesehen in Distanz zum Leben gegangen – eine Distanz mit großem Protest. Die feinste Form von Wut und Aggression ist die Abgrenzung.

Ein Sandbild, das Amra in der Anfangsphase der Therapie bereit war zu bauen, nannte sie:

„Heimat in Österreich"

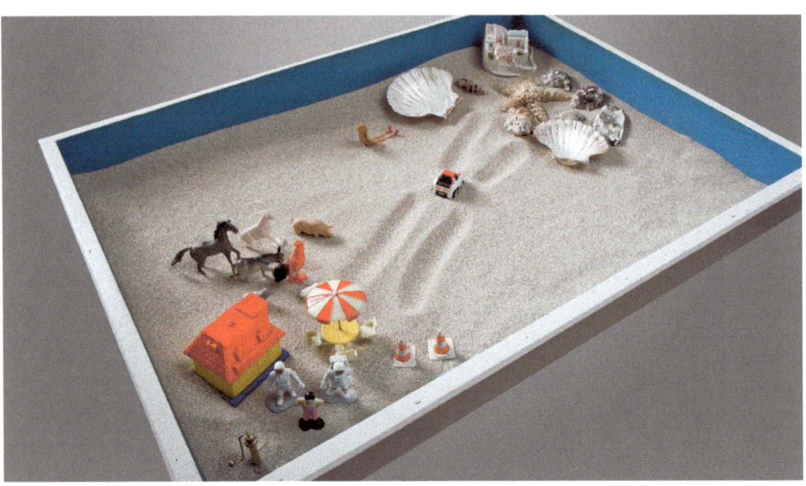

Abb. 14: Amra, Sandbild (Initialbild)

Der linke untere Quadrant steht raumsymbolisch gesehen für den Ort transgenerativer Traumata und Regression. Aber auch Ressourcen und instinktive Kräfte können hier erschlossen werden: Wir sehen hier einen friedlichen Bereich mit Tieren, ein Haus, einen Brunnen und einen gemütlichen Platz unter dem Sonnenschirm. Hinter dem Mädchen, es ist eine ihrer Töchter, stehen zwei Astronauten in weißen Raumanzügen: Das sind die Klientin und ihr Mann. Die beiden wirken fremdartig in dieser Szene. *„Wir haben hier eine neue Heimat gefunden, aber wir bleiben wie zwei Marsmenschen, fremd und durch unsere Raumanzüge isoliert"*, sagt sie. Ein Raumanzug gibt zwar Schutz, aber er beengt auch und hält fest. Rechts neben den beiden Astronauten befinden sich zwei Pannenkegel, die wohl auf die Traumata der beiden hinweisen. Sie sind ja sozusagen in ihrem Leben „verunfallt" durch die Szenarien des Schreckens von Krieg und Flucht. Eine erneute Traumatisierung würde sie nicht verkraften, sagt sie.

Dem Raumdeutungsschema entsprechend stellt der rechte obere Quadrant den Ort der Zielsetzungen und des Zukünftigen dar. Amra betrachtet diesen Bereich und spricht von ihrer tiefen Sehnsucht nach ihrer alten Heimat. Zu sehen sind Muscheln, ein Seestern und ein einladendes Haus. *„Das ist mein Zukunftsort"*, sagt sie nachdenklich.

In der Mitte des Bildes nehmen wir ein Auto wahr, das den Bereich rechts oben anvisiert. Das Auto bedeutet Mobilität und Autonomie, nach der Amra strebt. Es ist wohl noch ein weiter Weg bis dahin. Sie ist noch nicht in der Lage, ihre *„Heimat in Österreich“* zu finden und ihre ursprünglichen Wurzeln hier zu verankern.

Weiters sehen wir rechts oben vor einer weißen Muschel ein sitzendes Mädchen. Es ist ihre zweite Tochter, die sich entschieden hat, wieder in der alten Heimat zu leben. Amra findet das nicht wirklich gut, aber sie versucht es zu verstehen – immerhin ist es das Zuhause, wo ihre Tochter einen Teil ihrer Kindheit verbracht hat.

Nach einigen Monaten beendet Amra die Therapie. Das Aufarbeiten einer derartigen Traumatisierung mit tragischen Verlusten, die bis in die frühe Kindheit zurückgehen, ist Amra derzeit nicht möglich. *„Vielleicht nie“*, sagt sie. An ihren Kindern und Enkelkindern kann sie sehen, dass das Leben weitergeht. Ihres ist stehen geblieben, wie das Auto in der Mitte ihrer Sandbildgestaltung.

Stand und Entwicklung zu Therapieende

Amra kam auf Anraten ihrer Psychiaterin in die Therapie, um ihre traumatischen Erfahrungen von Krieg und Flucht aufzuarbeiten. Sie fühlte sich in der therapeutischen Situation wohl und hatte Vertrauen in meine Arbeit. Beim Besprechen ihrer Träume war ich sehr vorsichtig, da Amra immer wieder von ihren inneren Bildern überflutet wurde. Durch die vielen Medikamente, die sie täglich einnahm, gelang es ihr einigermaßen, die Vergangenheit abzuwehren. Die Medikamente gewährten ihr einen gewissen Schutz. Ohne sie empfand sie das Leben körperlich und psychisch zu beschwerlich.

Früh am Morgen hatte Amra stets mehr Kraft. Diese ließ im Laufe des Tages nach. Abends war sie dann erschöpft und ausgelaugt. Der nächtliche Schlaf, unterstützt durch die Einnahme eines Schlafmittels, brachte wieder Erleichterung.

Am Ende der Therapie blieb unklar, ob Amra später ihre Therapie fortsetzen oder woanders eine neue beginnen wird. Sie meinte, am wohlsten fühle sie sich im Zusammensein mit ihrem Mann. Beide waren im Krieg den gleichen Schrecknissen ausgesetzt und verstehen stumm, wie es dem anderen geht. Sie geben einander Halt. Nach wie vor sind sie wie erstarrt, wie die zwei Astronauten in ihrer Sandgestaltung.

Amra hat ihre Therapie vorzeitig beendet. Ihre traumatischen Erfahrungen von Krieg und Flucht waren für sie – zumindest zum damaligen

Zeitpunkt – nicht bearbeitbar. Es war ihr nicht möglich, über ihr Trauma zu sprechen. Gleichzeitig war es ihr aber auch unmöglich, *nicht* darüber zu sprechen – eine Diskrepanz, die sich für sie nicht vereinen ließ.

Von einer *Entwicklung der Resilienz* kann bei diesem verfrühten Ende der Therapie nicht gesprochen werden. Doch Amra verfügte über *Ressourcen* – dazu zählten:

- Sie pflegt Kontakt mit ihren verständnisvollen Nachbarn – diese waren und sind eine wichtige Verbindung zur Außenwelt.
- Ihre inzwischen erwachsenen Töchter bedeuten ihr viel. Sie sind vom Krieg und von der Flucht nicht traumatisiert. Davon ist Amra überzeugt.
- Für sich selbst kann sie nur teilweise wahrnehmen, dass sie sich ein Leben in Sicherheit aufgebaut hat. Denn das Trauma hält sie – nach wie vor – seelisch in Schach.
- Für die Natur hat Amra ihr Empfinden nicht verloren. Sie scheint diese sogar besser und deutlicher wahrzunehmen als früher. Vielleicht ist diese verfeinerte Wahrnehmung eines Tages ein Tor zu ihrer verschütteten Lebendigkeit. Das bleibt offen.
- Das Gezwitscher der Vögel beschreibt sie als ein leises, manchmal lautes Rufen der Natur und des Lebens. Es ist etwas Lebendiges. In einer Therapiestunde stellt sie fest: *„Ich kann die Vögel vor meinem Fenster wieder singen hören."*

Die Welt ist ein guter und sicherer Ort – Lebensfreude statt Depression

Sigrid ist Anfang vierzig. Sie ist das jüngere von zwei Geschwistern, ihr Bruder ist vier Jahre älter als sie. *„Der war ein absolutes Wunschkind im Gegensatz zu mir"*, sagt sie. Aber man habe sich dann doch über das kleine Mädchen gefreut. Die Klientin beschreibt sich als einst lebendiges, körperlich agiles und fröhliches Kind, das gerne in der Natur und in Bewegung war. Die Liebe zu Tieren begleitete sie von klein auf. Mit vier Jahren erlebte Sigrid einen lebensbedrohlichen Unfall. Der Vater sei unaufmerksam gewesen, als dies passierte. Schwer verletzt lag Sigrid wochenlang auf der Intensivstation im Krankenhaus. In der Zwischenzeit trennte sich die Mutter vom Vater, den sie für das Unglück verantwortlich machte.

Fortan wurde der Vater seitens der Mutter in einer negativen Rolle präsentiert, und die Kinder wurden dazu angehalten, ihm zu misstrauen. Kontakte zum Vater, die Sigrid als positiv erlebt hatte, wurden von der Mutter mehr und mehr unterbunden. Schließlich gab dieser ganz auf und brach den Kontakt zu den Kindern vollständig ab. Bis zu diesem Zeitpunkt ging es Sigrid, so sagte sie, trotz Scheidung der Eltern gut. Danach bekam ihr Leben viele Grautöne. Sie wachte nachts mehrmals schreiend auf und hatte wiederholt Weinattacken, in denen sie sich nicht beruhigen konnte.

Die Bindung zu ihrer Mutter beschreibt Sigrid als sehr ambivalent. Entweder wurde sie mit Aufmerksamkeit überhäuft oder ganz vergessen. Wenn Sigrid in seelischer Not war, reagierte die Mutter hilflos. Nicht vorhersehbare emotionale Ausbrüche der Mutter wirkten zerstörerisch auf die Klientin. *„Ich hatte solche Angst vor ihr!"*

Jahrelang fühlte sie sich schuldig und diente als Projektionsfläche für die rasch wechselnden Stimmungen der Mutter. Diese mutete dem Kind und späterem Teenager ihren ganzen seelischen Kummer zu und überforderte Sigrid damit. Darüber hinaus konnte die Mutter ihrer Tochter weder Struktur noch emotionale Sicherheit bieten, wie Sigrid es dringend gebraucht hätte. Vielmehr wurde sie unvermutet angeschrien und abgewertet. Sigrid suchte dennoch jahrelang den Kontakt mit ihrer Mutter. Auch wenn diese wieder einmal unvorhersehbar auf Abstand ging.

Eine Kinderzeichnung aus ihrem neunten Lebensjahr, welche Sigrid jahrzehntelang gut verwahrt hatte, bringt sie in eine Therapiestunde mit:

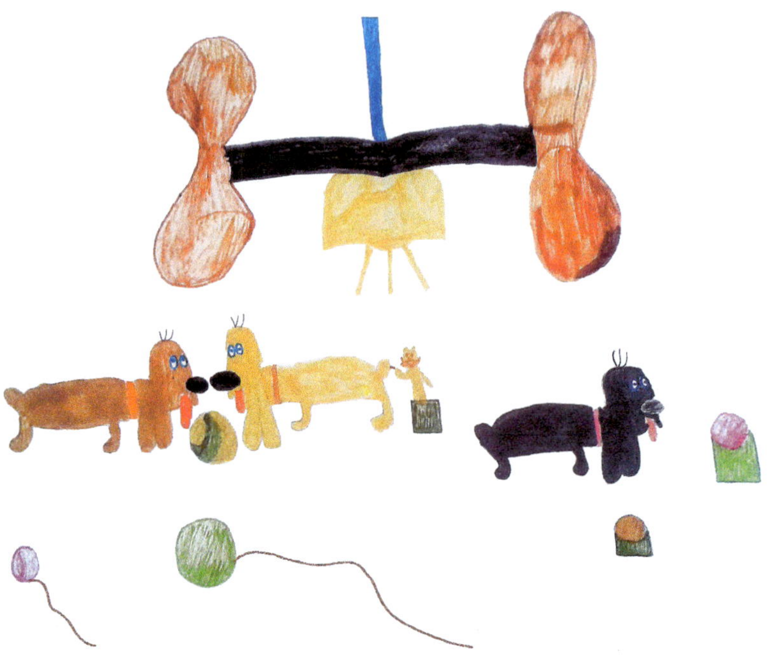

Abb. 15: Sigrid, Zeichnung aus der Kindheit I

Wir sehen zwei Hunde, die einander gegenüberstehen. Das sind ihr Bruder – links als brauner Hund – und die Mutter – der gelbe Hund ihm gegenüber. Beide sind gleich groß, während Sigrid als kleine gelbe Katze sich der Mutter sehr nahe fühlt, aber um ihre Aufmerksamkeit buhlen muss. Auf dem Bild steht sie auf einem Schemel, um größer zu sein, und kitzelt die Mutter mit einem Stöckchen.

Der Vater ist der schwarze, nach rechts blickende Hund, der sich von den anderen abwendet. Der überdimensionale Knochen über dem Beleuchtungskörper in ihrer Zeichnung soll auf die Wichtigkeit der Hunde hinweisen, im Gegensatz zur unbedeutenden kleinen Katze.

Während ihrer Psychotherapie wird Sigrid immer mehr bewusst, dass sie als Erwachsene in ihrer Ursprungsfamilie immer noch in ihrer traditionellen Rolle verharrte: nicht gesehen, nicht ernstgenommen, nicht wahrgenommen werden. Dies führte Sigrid in die Psychotherapie. Sie will aus ihrer Opferrolle aussteigen. *„Das tut sonst meinem Selbstwert nicht gut."*

Sigrid überrascht mich in einer weiteren Therapiestunde mit einer neuen Zeichnung:

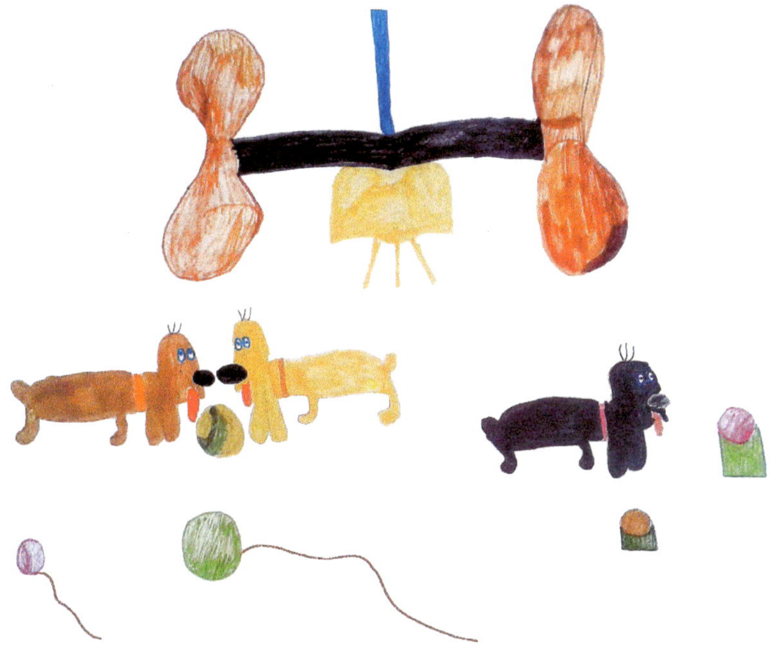

Abb. 16: Sigrid, Zeichnung aus der Kindheit II

Ich bin verwundert, denn die kenne ich ja schon. Doch dann staune ich: Es fehlt etwas im Bild. Die kleine Katze ist nicht mehr zu sehen. Sigrid hat sie retuschiert und aus dem Bild entfernt. *„Diesen Platz nehme ich ab jetzt nicht mehr ein“*, sagt Sigrid stolz und sichtbar erleichtert. Und: *„Eine Zentnerlast ist von meiner Seele gefallen nach der Veränderung des Bildes. Ich lasse mich nicht mehr klein machen und selbst mache ich mich auch nicht mehr klein!“*

Außerdem sei sie – aus jetziger Sicht – gar keine kleine Katze gewesen, sagt Sigrid, sondern ein Löwenkind. So wie das verkannte Schwanenkind in ihrem Lieblingsmärchen von Hans Christian Andersen, das lange glaubte ein kleines Entlein zu sein. Bis die kleine Ente im Märchen erkennt: Sie ist ein Schwan und findet nun – und nur – bei ihresgleichen Anerkennung.

Sigrid war ein verkanntes Löwenkind. *„Ein kleiner Löwe ist auch stärker als ein kleines Kätzchen. Er hat mehr Kraft“*, sagt sie und ist begeistert von ihrer Idee.

In den folgenden Stunden rege ich sie an, ein Sandbild zu gestalten. Sie nennt es: *„Ich habe meinen Platz gefunden“*.

„Ich habe meinen Platz gefunden“

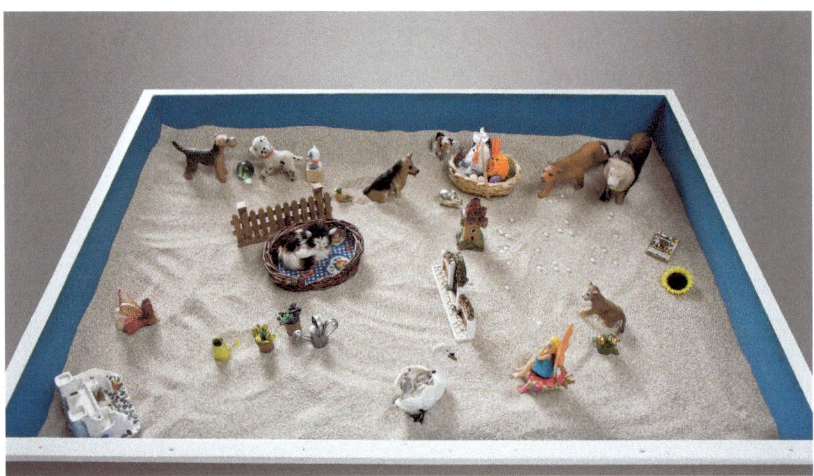

Abb. 17: Sigrid, Sandbild (Initialbild)

Ausschnitt des Quadranten, links oben:

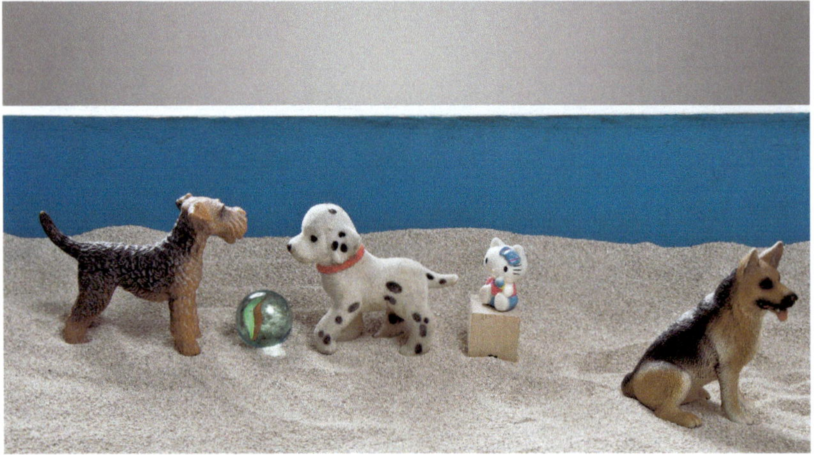

Abb. 18: Sigrid, Ausschnitt aus Abb. 17

Links oben zeigt sich erneut die Szene, die wir bereits aus der Kinderzeichnung kennen: Zwei Hunde stehen einander gegenüber: Bruder und Mutter. Das kleine Kätzchen am Sockel stellt Sigrid dar, die nicht gesehen wird. Der Schäferhund, der nach rechts blickt, ist der Vater. Sigrid steht zwischen den drei Hunden. Sie fühlt sich anders als die Hunde, sie sieht anders aus, sie ist klein, sie ist nicht am Spiel der anderen beteiligt. Die zwei Hunde sind aufeinander bezogen. Der Hund, der den Vater repräsentiert, schaut weg. Das Kätzchen ist für sich allein. Zwischen Sigrid und dem Vater befindet sich eine kleine Ente (siehe Abb. 17). Sie steht für Sigrids damaliges Selbstwertgefühl eines *„hässlichen Entleins"*.

In der raumsymbolischen Betrachtung steht der linke obere Bereich unter anderem auch für Trauer und Abschied. Sigrid betrachtet ihn nachdenklich und hat dabei Tränen in den Augen.

Ein brauner Zaun grenzt diese Szene aus der Kindheit ab. Davor schläft eine große, dreifärbige Katze in einem Korb. Sigrid erklärt dazu, die Katze symbolisiere die Zeit ihrer Pubertät. Sie hätte diese wichtige Lebensphase verschlafen. Im Rückblick meint sie, sie habe damals ihre Kräfte gesammelt. Diese stehen ihr jetzt zur Verfügung.

Im linken unteren Bereich beobachtet eine kleine liegende Elfe sowohl die Szene aus der Kindheit als auch die schlafende Katze. Blumen und zwei Gießkannen im linken unteren Bereich stehen ebenfalls für Sigrids Jugend. Es sei etwas in ihr gewachsen, was sie ständig genährt und gepflegt habe. Sigrid hatte immer an sich geglaubt. Da wäre keine erwachsene Person gewesen, die unterstützend gewirkt hätte: Sigrid fühlte sich immer auf sich allein gestellt.

Ein Schwan mit drei Schwanenkindern in seinem Gefieder verlässt die Zeit der Kindheit und Jugend und schwimmt, in der Mitte des unteren Bildrandes, nach rechts. So wie sie sich damals befreit und versucht hat, den Abwertungen zu entkommen. Der Schwan begegnet einer Elfe, die auf einem Thron sitzt. *„Das bin auch ich"*, sagt sie. Das ist sie als erwachsene Frau, die ihr bisheriges Leben betrachtet und beschließt, aus der Opferrolle auszusteigen. *„Die Elfe ist unheimlich stark!"*

Eine mit Blumen verzierte Mauer trennt den linken, vergangenen und den rechten, gegenwärtigen Bereich des Bildes. Der kleine Löwe in der Mitte der rechten Bildseite zeigt die Wandlung, die sich in Sigrid vollzogen hat: *„Ich war ein verkanntes Löwenkind."*

Im rechten oberen Quadranten liegen Perlen im Sand. Sigrid sagt, diese weisen auf den emotionalen Reichtum hin, den sie sich im Laufe ihres Lebens erworben hat. Sie sei eine glückliche Frau geworden, die sich in ihrer Ehe und mit ihren zwei Töchtern sehr wohl fühlt. Sie möchte ihre eigenen Erfahrungen, abgewertet und ausgegrenzt zu werden, nicht an ihre Kinder weitergeben. Der Korb mit den zwei Küken, rechts oben, symbolisiert ihre beiden Kinder. Beide nehmen einen geborgenen Platz in ihrer Familie ein. Sigrid ist die Löwin, die gemeinsam mit ihrem Mann, dem Löwen, die Perlen betrachtet.

Träume, die Sigrid bereits vor ihrer Psychotherapie jahrelang heimgesucht haben, handelten von Türmen. Es waren sich wiederholende Träume. Während ihrer Therapie setzten sich diese Träume eine Zeitlang fort:

„Turmtraum I"

„Ich stehe auf einem hohen turmartigen Gebäude und soll hinunterspringen. Unten tummeln sich fröhlich andere Menschen. Aber ich habe solche Angst und trau mich nicht."

In der ersten Therapiephase ließ sich für Sigrid die Symbolik dieser Wiederholungsträume nicht erschließen. Auf meine Frage, ob ihr ein Märchen dazu einfällt, erinnert sie sich an „Rapunzel" – ein Märchen, das Sigrid in der Kindheit faszinierte, ihr jedoch auch Angst machte. „*Rapunzel*" wird im Märchen von einer Hexe in einem Turm festgehalten. Nun sagt Sigrid: „*Der Turm ist ein Angst-Turm, im dem mich meine Mutter jahrelang eingesperrt hat.*"

In der Therapie erinnerte sie sich an Aussprüche ihrer Mutter: „*Das Leben ist nicht lebenswert. Das Leben ist schlecht!*" Das einst so lebensfrohe Kind wurde durch diese Aussagen immer stiller, ängstlicher, depressiver.

Beim Besprechen der Träume wurde Sigrid bewusst, dass sie sich als junge Erwachsene nun selbst in einem Angst-Turm gefangen hielt und kein Vertrauen in ihre eigene Lebenskraft gewinnen konnte.

Ein Traum, den Sigrid in eine weitere Therapiestunde mitbringt, beendet die Serie ihrer Wiederholungsträume. In diesem Traum gelingt es ihr, ihre Ängste zu überwinden und sich mit neuer Lebensfreude in die Freiheit zu wagen:

„Turmtraum II"

„Ich bin in einem Hochhaus und soll mich auf eine lange Rutsche setzen. Ich habe große Angst. Doch dann fasse ich Mut und rutsche hinunter. Ich entwickle Lust und Freude dabei und komme glücklich und wohlbehalten unten an."

Auf meine Frage nach den Ressourcen, die Sigrid zur Verfügung hatte, um ihren Weg gut zu meistern, meint sie: Wenn sie sich in ihrer Familie schlecht gefühlt hatte, raffte sie sich auf und sagte zu sich selbst: *„Jetzt erst recht!“* Aus Widerstand wurde innere Stärke – Resilienz. Außerdem fand sie durch Freundschaft zu Gleichaltrigen in ihrer Kindheit und Jugend Unterstützung.

„Mit zunehmendem Alter begegnete ich auf meinem Berufsweg Menschen, die mich wertschätzten.“ An erster Stelle steht jedoch ihre Beziehung zu ihrem Mann und zu ihren zwei Töchtern. *„Ich bemühe mich, meine eigenen Erfahrungen nicht an meine Kinder weiterzugeben!“*

Stand und Entwicklung zu Therapieende

Am Ende der Therapie verfügte Sigrid über eine gute Selbstwahrnehmung. Sie war bereit, eigene Schattenseiten zu reflektieren. Dadurch konnte sie sich ihrer Familiendynamik leichter stellen und ihre Persönlichkeit stärken.

Ihre kindliche Lebendigkeit und Lebensfreude hat sie im Verlauf der Therapie in sich wiederentdeckt. Sie machte zunehmend gute Erfahrungen mit den Menschen, denen sie in ihrer Berufslaufbahn begegnete, pflegte Freundschaften und war für soziale Kontakte offen. Die Welt ist für sie ein sicherer Ort geworden.

In welcher Hinsicht hat sich Resilienz entwickelt?

- Es ist Sigrid mit unterstützender Therapie gelungen, ihre Widerstandskraft zu festigen, Probleme zu bewältigen und daran zu wachsen.
- Sie berichtete zu Therapieende über einen verbesserten Zugang zu ihren Ressourcen und stellte eine positive Veränderung hinsichtlich ihres psychischen Wohlbefindens fest.
- Sigrid hielt eine Zeitlang Distanz zu ihrer Ursprungsfamilie. Dadurch fand sie Stärke und Selbstvertrauen, um ihr Leben selbstbestimmt zu führen.
- Durch die Niederschrift ihrer Geschichte – in Form eines Tagebuches – konnte sie ihre Wut auf die Mutter kanalisieren.
- Gegen Ende der Therapie fühlte sie sich ihrer Mutter gegenüber nicht mehr ausgeliefert, sondern trat ihr aufrecht und selbstbewusst gegenüber. Sie setzte sich gegen verbale Übergriffe besser zur Wehr und ließ sich nicht mehr abwerten.

- Die Klientin gewann insgesamt an Selbstwirksamkeit und war überzeugt davon, Anforderungen und Schwierigkeiten des Lebens eigenständig bewältigen zu können.
- Sigrid bezeichnet sich selbst als resilient. Denn sie weiß, sie hat „*Löwenkräfte*“.

12. Sich mutig wandeln

Seele und Körper

Im psychotherapeutischen Prozess werden Gefühle, Assoziationen, Erinnerungen, Phantasien und der Bezug zu Symbolen sensibilisiert. Dadurch erschließen sich die bisher vermiedenen, verdrängten und verleugneten Grundkonflikte und deren Begleitmotive, die mit dem Verlust des Selbstbezugs einhergehen. So entsteht allmählich ein Verständnis für die Dynamik des Unbewussten sowie für seine Bild- und Symbolsprache.

Judith Noske (2018, S. 20) spricht von der Entwicklung eines innerseelischen Raums, „ … *wo symbolisches Denken möglich wird, wo Gefühle differenziert wahrgenommen werden können, Impulse und Affekte kontrollierbar sind, wo man sich selbst betrachten, von außen abgrenzen, autonom entscheiden und mit der Umwelt in Kommunikation treten kann.*“

Ebenfalls wird im Verlauf der Psychotherapie das Empfinden für den eigenen Körper sensibler wahrgenommen und verfeinert. Physische Symptome und Auffälligkeiten werden neu interpretiert. Klient*innen stellen einen Zusammenhang zwischen Körper und psychischem Empfinden her. C. G. Jung meinte dazu (GW, Bd. 18/1, 1995, § 291, S. 148): „*Wir kommen zu einer psychologischen Entwicklung nur dadurch, daß wir uns selbst so annehmen, wie wir sind, und das Leben, das uns anvertraut ist, ernsthaft zu leben versuchen.*“

Psychotherapie kann unterstützen, sich als körperliche und psychische Gesamtheit zu erleben. Der Körper, oft im Widerspruch mit der Psyche, soll wieder ein friedliches Zuhause werden.

Symbole als Wegweiser

Anhand von Symbolen können Impulse zur Selbstwerdung lebendig werden. Besonders im Sandspiel zeichnet sich der Weg zum Unbewussten über die Arbeit an und mit den Symbolen aus. Symbole geben uns Einblick in die seelische Befindlichkeit. Klient*innen sind oft erstaunt über die Wahl ihrer Symbole, weil diese so treffend ihr Befinden zum Ausdruck bringen. Durch das erkundende Betrachten kann die individuelle Bedeutung der Symbolik wirksam werden. Ist ein Symbol in seinem Sinn und in seiner Aussagekraft erfasst, wirkt das heilsam auf das Denken, Fühlen und Erleben – in diesem Sinne ist es förderlich für Resilienz.

Das Verstehen der eigenen Symptomatik birgt für Klient*innen bereits eine Lösungstendenz in sich. Unterstützend auf diesem Weg ist – wie in diesem Buch dargestellt wurde – das Einbeziehen der kreativen Methode des Sandspiels.

In der fortgeschrittenen Phase der Analyse geht es darum, das neu Erkannte umzusetzen. Klient*innen sind nun in der Lage, lebenseinschränkende Handlungen aufzugeben. Sie machen die Erfahrung, Rückfälle in alte Verhaltensmuster zu tolerieren und immer wieder neu zu überwinden. Die Ablösung von der alten, neurotischen Bewusstseinslage ist ein schwieriger Prozess. Symbolisch gesehen wird die Thematik von Todeserfahrung und Wiedergeburt berührt. Das Motiv von „*Stirb und werde*“ kommt hier zum Tragen. Das Bewusstseinsgefüge, das das bisherige Identitätsgefühl des Menschen repräsentierte, gestaltet sich um. Das Ich erweitert und verändert sich.

Oft wird diese Phase der Verwandlung, die bereits den Charakter von Individuation und Resilienz in sich trägt, in nächtlichen Träumen durch katastrophenartige Szenarien angekündigt, beispielsweise durch Überflutung, Feuer, Verwundung oder Tod.

Als Therapeut*in ist es wichtig, diesem Prozess und seinem positiven Ausgang zu vertrauen. Bestärkend formuliert Ursula Wirtz (2018, S. 99) zu diesem Vorgang: „*In der Analyse arbeiten wir daran, den Körper wieder zu einem sicheren Ort zu machen, sodass die Seele wieder gefahrlos den Körper bewohnen kann.*“

Fortschritte

Den in diesem Buch mittels Fallbeispielen vorgestellten Klientinnen ist es gelungen, sich mutig ihren eigenen inneren Prozessen zu stellen. Mit einer Ausnahme (wegen vorzeitigen Abbruchs der Therapie) waren folgende Fortschritte in einzelnen Bereichen zu erkennen:

***Problemlage und Symptomatik*:** Insgesamt zeigte sich eine positive Veränderung der ursprünglichen Symptomatik. Hinsichtlich ihrer Problemlage wurden die Klientinnen lösungsorientierter und konnten negative Erlebnisse leichter akzeptieren. Dies war auch daran zu erkennen, dass die Klientinnen bereits während der Therapie mit Stress besser umgehen konnten und über ein zunehmendes psychisches und körperliches Wohlbefinden berichteten.

Symbole: Die Klientinnen waren offen für kreative Techniken und Lösungswege und bewiesen die Fähigkeit zu symbolisieren. Das bedeutet, sie konnten Bezüge zwischen den gewählten Figuren und ihrem Befinden herstellen. Dadurch entwickelten sie einen besseren Zugang zu sich selbst und zu ihren Ressourcen.

Beziehungen: Die Klientinnen haben sich im therapeutischen Prozess auf die Beziehung zu einer ihnen anfangs fremden Person, der Therapeutin, eingelassen. Alle erlebten diese Beziehung als tragfähig, und es etablierte sich eine sichere Bindung. Bereits während oder am Ende der Therapie waren sie insgesamt beziehungsfähiger, das heißt: partnerschaftlich, familiär und/oder sozial gut eingebettet.

Familiendynamik: Wie den Berichten einiger Klientinnen zu entnehmen ist, braucht es auch manchmal einen Kontaktabbruch zur Ursprungsfamilie, um sich nicht permanent weiteren Kränkungen aussetzen zu müssen. Das ist manchmal nötig, um aus der Opferrolle treten zu können und nicht immer wieder neu in eine negative Familiendynamik involviert zu sein.

Selbstwirksamkeit: Die Klientinnen fühlten sich schon während oder gegen Ende der Therapie verantwortlich für ihr Leben und konnten aufgeschlossen und neugierig in die Welt gehen. Es gelang ihnen, Abstand zu gewinnen, neue Perspektiven für die Zukunft zu entfalten und sich als Gestalterinnen ihres Lebens zu sehen.

Humor: Übergreifend kann man feststellen, dass Humor zu einer wichtigen Ressource wurde. Klientinnen und Therapeutin konnten des Öfteren unbeschwert miteinander lachen und problematische Situationen von einer heiteren Seite betrachten.

Kreativität: Alle haben ihr Interesse und ihre Freude an der Methode des explorativen Sandspiels bekundet. Kreatives Gestalten im Sand geht mit eigenständigem Wählen und Entscheiden einher. Mut und Selbstsicherheit werden dadurch angeregt und gefördert.

Zum Abschied

Die Fallbeispiele der Klientinnen und die Erfahrungen der Autorinnen sprechen dafür, dass positive Entwicklung ein Leben lang möglich ist. Durch Therapie und durch den Einsatz der kreativen Methode Sandspiel kann Resilienz gefördert werden.

Aufgrund unserer Erfahrungen, die wir in der langjährigen psychotherapeutischen Begleitung von Menschen in schwierigen Lebenslagen gesammelt haben, sind wir zu Einsichten gekommen, die wir als persönliche Schlussworte verfassen wollen.

Resilienz als lebenslanger Weg

- Wir behandeln und verstehen Klient*innen als kompetente Expert*innen für ihr eigenes Leben und bestärken sie in ihrem Selbstvertrauen und in ihrer Selbstwirksamkeit.
- Wir fördern Selbstliebe und Selbstwert der Klient*innen. Beide sind Voraussetzung dafür, um sich einem Du zuzuwenden, damit Begegnung und Bindung stattfinden.
- Wir können Menschen behilflich sein, an Widerständen zu wachsen, indem wir sie in ihren neu gewonnenen Lebenshaltungen unterstützen.
- Manchmal soll man stehenbleiben, um innezuhalten und sich für neue Wege oder Trennungen (auf Zeit) zu entscheiden. Auch dafür brauchen Klient*innen Mut und therapeutische Gespräche.
- Den Entschluss, aus untragbaren Beziehungen auszusteigen, kann der/die Therapeut*in dem/der Klient*in nicht abnehmen. Die Art der Entscheidungsfindung ist zu würdigen, zu respektieren und zu besprechen. Der/die Therapeut*in begleitet diese Entscheidung und beachtet die Resilienz fördernden Aspekte.
- In den Prozessen, in denen wir Menschen begleiten, bleibt auch immer etwas offen. Für bestimmte Lebensphasen ist vielleicht schon ausreichend Resilienz vorhanden, während andere Herausforderungen des Lebens neue strategische Überlegungen erfordern, um sie zu bewältigen.
- Sogenannte externe Faktoren können bei der Entwicklung von Resilienz hilfreich sein. Zu ihnen zählen zum Beispiel Familie, Freundeskreis, aber auch Sport, Märchen, Musik und Kunst, Religion oder der Glaube an eine überirdische höhere Macht.

- Insgesamt bieten wir behutsam Erklärungen, Deutungen und Lösungen an, sind jedoch achtsam und zurückhaltend mit zu schnellen Urteilen.

Sandspiel – Brücke zum Unbewussten

- Die therapeutische Arbeit mit Sandbildern unterstützt den nonverbalen Zugang zur Imagination und zum Unbewussten.
- Nonverbale Ansätze bergen weniger Gefahr, Menschen zu re-traumatisieren. In sozialen Situationen, gekennzeichnet von Krieg, Flucht oder Vertreibung, aber auch in Familien, wo Gewalt ausgeübt wird, bringt das Sandspiel den Vorteil für Klient*innen mit sich, eine nicht nur von Verbalisierung abhängige Kommunikation aufzubauen.
- Durch den vorgegebenen kleinen Rahmen des Sandkastens werden Klient*innen von der Größe ihrer Ängste nicht überwältigt.
- Auf spielerisch-schöpferische Weise vermag das explorative Sandspiel tiefer liegende seelische Schichten zu berühren und neue Bereiche zu erschließen. Dadurch kann das Sandspiel in akuten Krisensituationen positive Veränderungen einleiten.
- Innere seelische Prozesse werden im Sandspiel nach außen transportiert und sichtbar. Unbewusste Probleme können ins Bewusstsein treten und bearbeitet werden.
- Das jeweils entstandene Sandbild wirkt wie eine Momentaufnahme des psychischen Zustands und gibt gleichzeitig Einblick in die Fortschritte der Therapie.
- Das Sandspiel fördert bei Kindern und Erwachsenen die Spiellust. Der Ausdruck in der Mimik der Klient*innen nach dem Gestalten eines Bildes lässt oft positive Gefühlslagen erkennen. Die Klient*innen vermitteln den Eindruck innerer Zufriedenheit.
- Die anfängliche Besorgnis mancher Klient*innen, sie könnten bei der ersten Gestaltung eines Bildes etwas falsch machen, legt sich meistens von selbst. Sie erkennen, dass es sich beim Sandspiel um individuelle Erfahrungen handelt und es nicht darum geht, von jemandem bewertet zu werden.

Die Vögel wieder singen hören

Nach C. G. Jung ist die psychische Krankheit ein Leiden der Seele, die ihren Sinn nicht gefunden hat. Deshalb begeben wir uns mit Klient*innen, die sich uns anvertrauen, auf eine gemeinsame Suche nach dem Sinn, der ihrem Leben innewohnt.

Mit Hilfe des therapeutischen Sandspiels soll psychisches Gleichgewicht hergestellt werden. Besonders bei traumatischen Erschütterungen ist es ein hilfreicher Weg, Personen zu unterstützen. Die Methode des nonverbalen Ausdrucks bringt Heilungstendenzen und Stationen psychischen Wandels zur Geltung. Wir freuen uns, wenn es uns gelungen ist, Beispiele für *Wege des Wandels* anhand unserer Erläuterungen und Fallvignetten vorzustellen.

In unserer Rolle als Therapeutinnen bringen wir unsere Einsichten, Lebenserfahrungen und neue Erkenntnisse der Forschung in jeweilige therapeutische Situationen mit ein. Darüber hinaus ist es uns wichtig, uns weiterzubilden, zu forschen, uns selbst immer wieder neu zu hinterfragen und an unserer eigenen Selbstwirksamkeit und Resilienz zu arbeiten.

Unser Anliegen als Therapeutinnen und Autorinnen ist es, unsere Klient*innen zu begleiten, damit sie ihren Platz im Leben einnehmen und selbstsicher im Umgang mit anderen sind. Vertrauensvoll, selbstbewusst und offen sollen sie neue Erfahrungen und Begegnungen annehmen und beurteilen.

Mit der neu gewonnenen inneren Stärke können sie Lebenssinn aufbauen, indem sie das Dasein in seiner großen Vielfalt, aber auch in feinen Nuancen wahrnehmen. Beispielhaft denken wir an die Aussage einer Klientin: *„Ich kann die Vögel vor dem Fenster wieder singen hören!“*

Glossar

Amplifikation
verhilft zu einer vertieften, reflektierten Beziehung zum Unbewussten und fördert Individuation. Träume oder Sandbilder werden durch die Ergänzung von relevanten Symbolen u. a. aus Märchen, Mythen, Kunst oder Religion in einen größeren Zusammenhang gestellt. Dadurch können mehrere Aspekte eines Traums oder eines Sandbildes in ihrer Bedeutung erfasst werden.

Aktive Imagination
eine Technik, mit der Phantasie zu arbeiten – analog wie Tagträumen oder Visualisieren. Ausgangspunkt kann eine besondere Stimmung, eine anhaltende Gefühlsspannung, ein Traum- oder Phantasiefragment sein. Man versucht, davon ein imaginäres Bild entstehen zu lassen und dies konzentriert festzuhalten und zu verdichten. Die Kunst der Aktiven Imagination besteht darin, einerseits das innere Bild nicht in freien Assoziationen zu verlieren, andererseits es sich aber auch spontan entwickeln zu lassen zu einem inneren Geschehensablauf und es nicht durch die Verstandeskritik zu stören.

Das „Aktive" an der Aktiven Imagination ist bewusstes Einwirken des Ichstandpunktes auf autonome Phantasiegestaltungen. Es ist nicht ein passives, dem Phantasiefluss Zusehen, sondern das Bemühen, sich selbst in das innere Geschehen hinein zu begeben, ohne es zu konstruieren.

Zur Verarbeitung der Aktiven Imagination empfiehlt C. G. Jung, dem Bildgeschehen durch Aufschreiben, Malen oder sonstiges Gestalten nachzuspüren. Dies führt das Gleichnis- und Symbolhafte der Inhalte aus dem Unbewussten reflektierend zu bewusstem Verständnis.

Archetypen
angeborene, instinktverbundene psychische Anlagefaktoren. Wie im biologischen Sinn das genetische Erbgut eines Menschen die organismische Entwicklung bestimmt, so gibt es in der menschlichen Instinktwelt eine psychische Entsprechung: in der Disposition, Umweltreize spezifisch menschlich wahrzunehmen und daran entsprechende Gefühlskomplexe, Anschauungen und Sprachwelten zu formen.

Beispielsweise das Mutterbild/der Mutterkomplex, das/der sich in einem Menschen entwickelt, bedingt durch die archetypische Disposition; die angeborene Bereitschaft, aus allen Erfahrungen der Pflege, Ernährung, des Gehaltenseins usw. eine komplexe, emotionale, je nach Qualität der

Erfahrung, positiv oder negativ getönte Motivwelt um das Thema Mutter auszubilden.

Mit den Archetypen liegen im Unbewussten der menschlichen Psyche Wirkfaktoren vor, die in allen Ethnien und Kulturen vergleichbare und ähnliche Symbole und Mythologeme hervorbringen (z.B. Sakralsymbole, Rituale, Götter-, Heils- und Dämonenbilder, Vorstellungen übermenschlicher Kräfte, die durch machtvolle Menschen wirken). Archetypen sind die Grundlage aller Ideen und Vorstellungen der Menschheit. *„Alle stärksten Ideen und Vorstellungen der Menschheit gehen auf Archetypen zurück. Besonders deutlich ist dies bei religiösen Vorstellungen der Fall. Aber auch wissenschaftliche, philosophische und moralische Zentralbegriffe machen davon keine Ausnahme.“* (C. G. Jung 1995, GW. Bd. 8, § 342, S. 182)

Bindung

John Bowlby (1907–1990), Kinderarzt und Psychoanalytiker, gilt als der Begründer der *Bindungstheorie*. Das Kind konstruiert Erwartungen in Bezug auf das Verhalten der Bezugsperson sowie hinsichtlich seines eigenen Verhaltens. Diese Erwartungen beruhen auf der Art und Weise, wie das Kind frühe Interaktionserfahrungen verstanden hat, und haben Einfluss auf sein Verhalten gegenüber der Bindungsperson und in der Folge anderen Menschen gegenüber. Bindung definiert Bowlby als gefühlsmäßige Verbindung zwischen Mutter/Hauptbezugsperson und Kind in der ersten Lebenszeit, die sich auf die emotionalen Bedürfnisse des Kindes konzentriert. Die *Bindungsbeziehung* beschreibt die Qualität dieser emotionalen Wechselwirkung.

Containment

Wilfred Bion (1897–1979), Psychoanalytiker, beschreibt Containment (to contain, engl.: in Grenzen halten, eindämmen) als Geschehen, wenn die Mutter/Hauptbezugsperson die Ängste ihres Babys zu lindern versucht, indem sie diese in sich aufnimmt, eingrenzt, eindämmt, innerlich positiv umwandelt und sie dann dem Kind zurückspiegelt. Damit hilft die Mutter dem Säugling, seine Unlustbekundungen und unerträglichen Erfahrungen allmählich in erträgliche zu verwandeln. In der Psychotherapie stellt sich die Aufgabe, Klient*innen zu helfen, auftretende Gefühle als ihre eigenen anzunehmen und zu ertragen.

Copingstrategien

(to cope, engl.: zurechtkommen, es schaffen) dienen dazu, mit einem als bedeutsam empfundenen Lebensereignis oder einer schwierigen Lebensphase umzugehen; es handelt sich um aktive Bemühungen, die aus eigenen Ressourcen Kräfte schöpfen und Handlungen setzen.

Dissoziation

Verlust oder Auseinanderfallen der körperlich-psychischen Einheit; eine Notfallreaktion aus einer Übererregung heraus, falls keine Beruhigung von außen stattfindet; geht mit Rückzug von der Außenwelt einher. Im Gegensatz zur Panikattacke, bei der innerlich alles wütet, reduziert Dissoziation die Reize.

Depersonalisation

Selbstentfremdung, Verlust oder Beeinträchtigung des Bewusstseins; Betroffene erleben sich selbst als fremd oder unwirklich, als außenstehende Beobachter*innen ihrer eigenen Gedanken und Wahrnehmungen ihres Körpers und ihrer Handlungen. Dies kann mit gestörtem Zeitgefühl, mit psychischer und/oder körperlicher Abgestumpftheit und/oder emotionaler Taubheit einhergehen.

Epigenetik

analysiert als Teilgebiet der Biologie, welche Faktoren für die Aktivierung welches Gens eine Rolle spielen und wie sich in weiterer Folge Zellen entwickeln; untersucht die Wirksamkeit von Genen in Zusammenhang mit Einflüssen der Umwelt.

Flashback

kennzeichnet ein wirklichkeitsnahes Erleben, als ob man plötzlich in die traumatisierende Situation oder damit verbundene frühere Gefühlszustände zurückversetzt wird. Die Erinnerungen können von jeder vorstellbaren Gefühlsart sein. Schlüsselreize (z. B. Gerüche, Düfte, Fotos) können ein Gefühl von Bedrohung bewirken und Flashbacks auslösen.

Ich

bezeichnet das Zentrum des Bewusstseins und entwickelt sich im psychischen System von der Geburt eines Menschen an als Identifikationskonstante. Mit seinen Schutz- und Abwehrfunktionen wirkt das Ich als Filter der Wahrnehmung und steuert die Bewertung und Anordnung der Bewusstseinsinhalte. Das Ich kann als vermittelnde integrative und selektive Instanz zwischen Außen- und Innenwelt sowie zwischen Bewusstem und Unbewusstem gesehen werden. Es steht in lebendigem Bezug zum Selbst, dem Zentrum des Unbewussten.

Individuation
charakterisiert nach C. G. Jung den psychischen Entwicklungsprozess, in dem sich das Bewusstsein des Menschen im Spannungsfeld zwischen kulturbedingter sozialer Anpassung und der Entfaltung seiner natürlichen Anlagen und Talente zu einem Organisationsprinzip ausbildet, das Menschen zu freiem, selbstbestimmtem, kreativem Handeln befähigt. Der zentrierende Kern des Bewusstseins ist das Ich, der des Unbewussten das Selbst.

Initialbild
erstes gestaltetes Sandbild während einer Analyse. Es hat sowohl diagnostischen Charakter, indem es die momentane Lebenssituation oder Problematik von Klient*innen widerspiegelt, als auch prognostischen Charakter, da es auf Entwicklungstendenzen und Ressourcen hinweist.

Kohärenzgefühl
Fähigkeit, Lebenszusammenhänge zu verstehen, um das eigene Leben gestalten und handhaben zu können. Der Begriff geht auf die Forschungen des Begründers der *Salutogenese* – der Suche nach Faktoren zur Entstehung und Erhaltung von Gesundheit – Aaron Antonovsky (1923–1994) zurück.

Posttraumatische Belastungsstörung (PTBS)
eine verzögerte Reaktion, die Wochen oder Monate nach einem traumatischen Ereignis auftritt. Folgeerscheinung von traumatisierenden Erfahrungen oder schwerwiegenden belastenden Situationen, die als anhaltend unangenehm erlebt wird. Betroffene Menschen haben Schwierigkeiten, sich mit dieser Belastung zu arrangieren.

Regression
bedeutet in der Psychoanalyse ein (zeitweiliges) Zurückfallen in meist kindliche Verhaltensmuster; ein psychischer Abwehrmechanismus, der weitgehend unbewusst abläuft und der Angstbewältigung sowie der Stabilisierung des psychischen Gleichgewichts dient.

Resilienz
psychische Widerstandskraft, Gelassenheit und Stärke; resiliente Personen nutzen persönliche und sozial vermittelte Ressourcen, um auf schwierige Entwicklungsverläufe, Lebensumstände oder Stress zu reagieren und diese zu meistern; popularisierend als „Immunsystem der Seele“ bezeichnet.

Selbst

nach C. G. Jung ein virtuelles Zentrum im Unbewussten, das im Psychischen anordnend und zentrierend wirkt. Es steuert automorph um instinktive Strukturelemente die psychodynamischen Prozesse der Persönlichkeitsentwicklung und bildet das Persönlichkeitsganze, das sowohl das Bewusstsein als auch das Unbewusste umfasst. Das Selbst bewirkt die Vereinigung von Gegensätzen, die Überwindung von Polaritäten auf übergeordneter, transzendenter Ebene. Es korreliert als Wirkfaktor im Unbewussten über Symbolisierungsprozesse kraft der Phantasie, der Traumebene, der Empfindungs-, Gefühls- und Gedankenwelten mit dem Ich und bereitet die Assimilation unbewusster Inhalte für das Bewusstsein auf.

Selbstwirksamkeit

geprägt vom kanadischen Psychologen Albert Bandura (geb. 1925); bezeichnet die Überzeugung und Aktivitäten einer Person, Herausforderungen aus eigener Kraft erfolgreich bewältigen zu können; in diesem Sinn verfügen erfolgreiche Menschen über eine hohe Selbstwirksamkeitserwartung.

Symbole

Sinn-Bilder, deren Bedeutung über die unmittelbare reale Bezeichnung hinausgeht. Sie sind in vielen Bereichen erlebbar: u.a. in Träumen, Phantasien, Märchen, Kunstwerken und Sandbildern. Auch Handlungen können symbolisch sein. Symbole vermitteln den Bild- und Gefühlsgehalt zwischen Realität und Bedeutungswelt, sie können persönliche und archetypische Komponenten aufweisen. Sie ermöglichen einen Einblick in psychische Konstellationen und in den therapeutischen Prozess. Durch das Sandspiel können Symbole und ihre Botschaft gefühlsmäßig wahrgenommen sowie verbal oder nonverbal kommuniziert werden.

Transzendente Funktion

bezeichnet nach C. G. Jung jene psychodynamische Entwicklungstendenz, der zufolge der Mensch nach grenzüberschreitender Bewusstseinserweiterung drängt. Sie ist eine Wirkfunktion des Unbewussten und dessen Zentrums, des Selbst, aus dem über Symbolbildungsprozesse Reaktions- und Handlungsmotive der Lebensgestaltung hervorgehen.

Traum

Phantasiebildung im Schlafzustand, die vom aufwachenden Menschen wahrgenommen, ins Gedächtnis assimiliert und dem Bewusstsein bedeutsam werden kann. Träume sind Produkte des Unbewussten, die mit der

Verarbeitung von Alltagseindrücken, emotionalen Reaktionen, Einstellungen, Gedankeninhalten oder Wunschvorstellungen und dem schöpferischen Potenzial zusammenhängen; symbolhaltig verdichtet schaffen Träume kompensatorischen Ausgleich zur bewusst erlebten Wirklichkeit. Sie ergänzen und vervollständigen das einseitige Bewusstsein um den unbewussten Wirklichkeitsbereich. Die *Traumanalyse* will den Sinn der Traumsymbolik erkennen und deuten.

Überlebensschuld-Syndrom
Form der posttraumatischen Belastungsstörung, bei der Betroffene Schuldgefühle entwickeln, da sie ein traumatisches Ereignis – gewollt oder ungewollt – überlebt haben, wohingegen andere Menschen das Leben verloren haben.

Übertragung und Gegenübertragung
ereignen sich im Dialogverfahren zwischen Analytiker*in und Klient*in. Im Analytischen Prozess kann das bedeuten, dass Gefühle zu einer Bezugsperson aus Kindheit oder Jugend während der Therapie erwachen können. Wenn der/die Analytiker*in in der Therapie beispielsweise als uninteressiert oder kalt erlebt wird, kann ein Elternteil in der Kindheit so wahrgenommen worden sein. Gemeinsam wird erarbeitet, wem diese Gefühle in Wirklichkeit gelten. Damit können Übertragungen allmählich durchschaut werden. Unter Gegenübertragung versteht man die Antwort auf die Übertragung, sie ist die Resonanz des Gegenübers.

Unbewusstes; persönliches, kollektives (siehe auch: Ich, Individuation, Selbst)
liegt nach tiefenpsychologischem Verständnis dem menschlichen Bewusstsein als ein unerschöpfliches psychisches System zugrunde. Ein großer Anteil aller bewussten Regungen (Affekte, Gefühle, Phantasien, Gedanken) ist beeinflusst von unbewusster Dynamik. Alles, was das Abwehrsystem des Ich als unvereinbar mit dem Bewusstsein verdrängt, bleibt im Unbewussten energetisch erhalten und beeinflusst die Motivationslage des täglichen Lebens. Diesen Bereich, eine Art verborgener, biographischer Gedächtnisspeicher, unterschied C. G. Jung als das *persönliche Unbewusste* vom kollektiven Unbewussten.

Im *kollektiven Unbewussten* sah er einen umfassenderen, tiefer liegenden, Generationen und Geschichtsepochen übergreifenden psychischen Urgrund. Dem kollektiven Unbewussten entstammende Phänomene (Träume, Phantasien, Ideen, Emotionen) sind gekennzeichnet von unpersönlicher, mythologischer, gesellschafts- und menschheitsrelevanter, allgemeiner, oft rätselhaft befremdlicher oder auch numinos gestimmter archetypischer Ausprägung. „*Das kollektive Unbewusste ist die gewaltige geistige Erbmasse der Menschheitsentwicklung, wiedergeboren in jeder individuellen Hirnstruktur.*" (C. G. Jung 1995, GW. Bd. 8, § 342, S. 181)

Literatur

Antonovsky, Aaron (1997): Salutogenese. Zur Entmystifizierung der Gesundheit. Berlin: dgvt-Verlag.

Ausländer, Rose (2018, 8. Aufl.): Gedichte. Frankfurt am Main: S. Fischer Verlag.

Berndt, Christina (2013): Resilienz. Das Geheimnis der psychischen Widerstandskraft. München: Deutscher Taschenbuch Verlag.

Bion, Wilfred (2016): Transformationen. Gießen: Psychosozial-Verlag.

Bode, Sabine (2004): Die vergessene Generation. Die Kriegskinder brechen ihr Schweigen. Stuttgart: Klett-Cotta.

Bode, Sabine (2009): Kriegsenkel. Die Erben der vergessenen Generation. Stuttgart: Klett-Cotta.

Bowen, James (2013): Bob, der Streuner. Köln: Bastei Lübbe.

Bowlby, John (1976): Trennung. Psychische Schäden als Folge der Trennung von Mutter und Kind. München: Fischer Verlag.

Brächter, Wiltrud (2010): Geschichten im Sand. Grundlagen und Praxis einer narrativen systemischen Spieltherapie. Heidelberg: Carl-Auer Verlag.

Buber, Martin (1997, 13. Aufl.): Ich und Du. Gerlingen: Lambert Schneider Verlag.

Dorst, Brigitte (2015): Resilienz. Seelische Widerstandskräfte stärken. Ostfildern: Patmos.

Eliade, Mircea (1984): Das Heilige und das Profane. Frankfurt am Main: Suhrkamp.

Fonagy, Peter/Target, Mary (2006): Psychoanalyse und die Psychopathologie der Entwicklung. Stuttgart: Klett-Cotta.

Fröhlich-Gildhoff, Klaus/Rönnau-Böse, Maike (2019): Resilienz. München, Basel: Ernst Reinhardt Verlag.

Gontard, Alexander von (2007): Theorie und Praxis der Sandspieltheorie. Ein Handbuch aus kinderpsychiatrischer und analytischer Sicht. Stuttgart: Kohlhammer Verlag.

Grün, Anselm (2010, 6. Aufl.): Das Buch der Lebenskunst. Freiburg im Breisgau: Herder Verlag.

Harvard Study of Adult Development (1939): https://news.harvard.edu/gazette/story/2017/04/over-nearly-80-years-harvard-study-has-been-showing-how-to-live-a-healthy-and-happy-life/ (15.03.2020)

Jahn, Erwin (1968): Fallende Blüten. Japanische Haiku-Gedichte, Zürich: Verlags AG Die Arche.

Jung, Carl Gustav (1995): Gesammelte Werke (GW). Sonderausgabe, 20 Bände, Solothurn, Düsseldorf: Walter-Verlag.

Jung, Carl Gustav (1995): Die Beziehungen zwischen dem Ich und dem Unbewußten (1934). In: Jung, C. G.: GW. Bd. 7, S. 127–247.

Jung, Carl Gustav (1995): Die transzendente Funktion (1916/1958): In: Jung, C. G.: GW. Bd. 8, S. 79–108.

Jung, Carl Gustav (1995): Die Struktur der Seele (1927/1931). In: Jung, C. G.: GW. Bd. 8, S. 161–182.

Jung, Carl Gustav (1995): Praxis der Psychotherapie. Beiträge zum Problem der Psychotherapie und zur Psychologie der Übertragung (1957). In: Jung, C. G.: GW. Bd. 16.

Jung, Carl Gustav (1995): Die Bedeutung des Unbewußten für die individuelle Erziehung (1925). In: Jung, C. G.: GW. Bd. 17, S. 167–187.

Jung, Carl Gustav (1995): Symbole und Traumdeutung 1961). In Jung. C. G.: GW. Bd. 18/1, 198–285.

Jung, Carl Gustav (1995): Über Grundlagen der Analytischen Psychologie. Tavistock Lectures (1935). In: Jung, C. G.: Gesammelte Werke. Bd. 18/I, S. 13–198.

Jungbluth, Erika (2017): Raumsymbolik – Schema für das „Lesen von Bildern". Visualisierung von psychotherapeutischen Prozessen in der Sandspieltherapie nach Dora Kalff und Margaret Lowenfeld. Münster: SCIENCeMOTION.

Kalff, Dora (1996, 3. Aufl.): Sandspiel. Seine therapeutische Wirkung auf die Psyche. München, Basel: Ernst Reinhardt Verlag.

Kandel, Eric (2018): Was ist der Mensch? Störungen des Gehirns und was sie über die menschliche Natur verraten. München: Siedler Verlag.

Kast, Verena (1994, 4. Aufl.): Die Dynamik der Symbole. Grundlagen der Jungschen Psychotherapie. Solothurn, Düsseldorf: Walter-Verlag.

Kluge, Friedrich (1995, 23. erw. Aufl.): Etymologisches Wörterbuch der deutschen Sprache. Bearb. v. Elmar Seebold. Berlin, New York: de Gruyter.

Koch, Karl (1986, 8. Aufl.): Der Baumtest. Bern, Stuttgart, Toronto: Verlag Hans Huber.

Kohut, Heinz (1981, 12. Aufl.): Die Heilung des Selbst. Frankfurt am Main: Suhrkamp.

Lengning, Anke/Lüpschen, Nadine (2019, 2. Aufl.): Bindung. München: Ernst Reinhardt Verlag.

Lenz, Tanja (2020, 2. Aufl.): Analytische Psychologie nach C. G. Jung. In: Hochgerner, Markus (Hg.): Grundlagen der Psychotherapie. Lehrbuch zum psychotherapeutischen Propädeutikum. Wien: Facultas Verlag, S. 35–48.

Levine, Peter (1998, 2. Aufl.): Trauma-Heilung. Das Erwachen des Tigers. Unsere Fähigkeit, traumatische Erfahrungen zu transformieren. Essen: Synthesis Verlag.

Neumann, Erich (1985, 3. Aufl.): Das Kind. Struktur und Dynamik der werdenden Persönlichkeit. Fellbach: Verlag Adolf Bonz.

Noske, Judith (2018): Seelische Strukturen. Zum Versuch einer Abstimmung innerer und äußerer Strukturen in der jugendpsychiatrischen Behandlung. Wien: Facultas Universitätsverlag.

Paß, Tanja (nun: Lenz, Tanja) (2013): Der Seelengarten. Das therapeutische Sandspiel als Brücke zum Unbewussten. Münster: Waxmann Verlag.

Pattis Zoja, Eva (2012): Expressive Sandarbeit. Eine Methode psychologischer Intervention in Katastrophengebieten und extremen sozialen Notlagen. Gießen: Psychosozial Verlag.

Popescu-Willigmann, Silvester/Remmele, Bernd (Hg.) (2019): „Refugees Welcome“ in der Erwachsenenbildung. Adressatengerechte Programmgestaltung in der Grundbildung. Bielefeld: wbv.

Reiners-Krönke, Werner; Dette, Manuela; Haas, Ines (2013): Trauma und Traumabewältigung. Handlungsempfehlungen für die psychische Erste Hilfe. Augsburg: Ziel Verlag.

Riedel, Ingrid (1991, 2. Aufl.): Bilder in Therapie, Kunst und Religion. Wege zur Interpretation. Stuttgart: Kreuz Verlag.

Ritter, Daniel (2019): Grenz/be/ziehungen. Aspekte der Psychotherapie mit geflüchteten Menschen. Wien: Facultas.

Roesler, Christian (2019): Sandplay therapy: An overview of theory, applications and evidence base. In: The Arts in Psychotherapie April 2019, S. 1–10. Journal Homepage: (15.03.2020) www.elsevier.com/locate/artspsycho

Sheleen, Laura (1985): Bewegung in Raum und Zeit. Zum Sinn von Tanz und Bewegung in der ‚Expression Corporelle'. In: Petzold, Hilarion (Hrsg.): Leiblichkeit. Philosophische, gesellschaftliche und therapeutische Perspektiven. Paderborn: Jungfermann, S. 453–464.

Solter, Aletha J. (2015, 10. Aufl.): Auch kleine Kinder haben großen Kummer. Über Tränen, Wut und andere Gefühle. München: Kösel-Verlag.

Strüber, Nicole (2016): Die erste Bindung. Wie Eltern die Entwicklung des kindlichen Gehirns prägen. Stuttgart: Klett-Cotta.

Suess, Gerhard J.; Pfeifer, Walter-Karl (Hg.) (2003, 3. Aufl.): Frühe Hilfen. Die Anwendung von Bindungs- und Kleinkindforschung in Erziehung, Beratung, Therapie und Vorbeugung. Gießen: Psychosozial Verlag.

Taschler, Judith W. (2019): Das Geburtstagsfest. München: Droemer Verlag.

Van der Kolk, Bessel (2018, 5. Aufl.): Verkörperter Schrecken. Traumaspuren in Gehirn, Geist und Körper und wie man sie heilen kann. Lichtenau/Westfalen: Probst Verlag.

Wild, Rebeca (1993): Kinder im Pesta. Erfahrungen auf dem Weg zu einer vorbereiteten Umgebung für Kinder. Freiamt im Schwarzwald: Arbor Verlag.

Winnicott, Donald W. (2018, 15. Aufl.): Vom Spiel zur Kreativität. Stuttgart: Klett-Cotta.

Wirtz, Ursula (2018): Stirb und werde. Die Wandlungskraft traumatischer Erfahrungen. Ostfildern: Patmos Verlag.

Abbildungsverzeichnis